北京市科学技术协会科普创作出版资金资助

安然告别

It's OK to Die

原　著　莫妮卡·威廉斯
克里斯蒂安·墨菲

译　者　吴　双

北京大学医学出版社

ANRAN GAOBIE

图书在版编目（CIP）数据

安然告别 /（美）莫妮卡·威廉斯，（美）克里斯蒂安·墨菲原著；吴双译．—北京：北京大学医学出版社，2021．10

书名原文：It's OK to Die

ISBN 978-7-5659-2500-9

Ⅰ．①安…　Ⅱ．①莫…②克…③吴…　Ⅲ．①临终关怀　Ⅳ．① R48

中国版本图书馆 CIP 数据核字（2021）第 191636 号

北京市版权局著作权合同登记号：图字：01-2020-1121

It's OK to Die

Monica Williams，Kristian A. Murphy

安然告别

译　　者：吴　双

出版发行：北京大学医学出版社

地　　址：（100191）北京市海淀区学院路38号　北京大学医学部院内

电　　话：发行部 010-82802230；图书邮购 010-82802495

网　　址：http：//www.pumpress.com.cn

E-mail：booksale@bjmu.edu.cn

印　　刷：中煤（北京）印务有限公司

经　　销：新华书店

责任编辑：董采萱　**责任校对：**靳新强　**责任印制：**李　啸

开　　本：710 mm × 1000 mm　1/16　**印张：**18.25　**字数：**192 千字

版　　次：2021年10月第1版　2021年10月第1次印刷

书　　号：ISBN 978-7-5659-2500-9

定　　价：68.00元

本书献给我们的家人，

以及那些

以身作则教给我们“安然告别”这门功课的患者。

中文版序

一位急诊科医生用她半生的职业经历，将她的所见所闻、所思所想汇集于这本书中，耐心地指导我们，如何去应对死亡这件人生大事——对于这件事，我们总是因为无知或忌惮而有意无意地回避着。

读这样的书让人心生感动，心存感激。

威廉斯医生谈论死亡但并不让人恐惧，谈论生死哲学但读来并不晦涩，介绍医学知识而外行也能理解，既教育了患者也指导了医生，满满地折射了医者的仁心。什么是医学人文精神？她用自己的行动和语言生动地呈现给了我们。

近年来，安宁疗护和临终关怀已渐渐变成可以被人们讨论的话题。在社会各界、医学专家和医学教育者的努力下，我国也有了“生前预嘱”，并初建了安宁疗护的规范与实践，但大多数民众仍然对此知之甚少。此书正因兼具说服力与实操性而引人入胜。掩卷沉思，在抓紧写“预嘱”的冲动之余，庆幸自己更深入地了解到生命末期的医学规律：除了突发伤害，多数死亡过程是可以预知并用明确指标加以判断的。我们只有在健康时就做好准备，才能在关键时刻配合医生而帮到自己，并在至亲病危时帮助他们做出更好的选择，让善终可期。

自然状态下，每个人的来与去都是被动的，但经历了人生，我们至少可以追求有准备、不恐惧、少痛苦，在爱的陪伴下与世界告别，平静地步入远方……这大概就是“安宁”二字的价值。

柯杨

北京大学原常务副校长

北京大学医学部原常务副主任

北京大学肿瘤医院遗传学研究室主任

译者前言

死亡是人类每个成员都要面对的问题。从我自己有限的观察和个人体验来看，8 岁左右的孩子对死亡有很多思考和疑问。“你会死吗？”“我会死吗？”“你死了我怎么办？”“我死了你怎么办？”之类的问题有时真让忙得四脚朝天的爹娘抓狂。也许孩子这时没有可以问这个问题的可靠听众，但并不等于没有疑问。孩子过了这个发育阶段，家长就不太听到孩子问这种问题了，可是这个问题没有消失。

人到中年，从生命初始就一直在场的父母步入老年，死亡的问题又从背景中浮现。父母从来都是自己所知道的世界的一部分。无论父母远在天边还是近在眼前，哪怕与父母说次话、见个面都非常难，但只要父母在这个世界上，这个世界就多少是已知的、完整的。

没有父母的世界是什么样的？自己在没有父母做依靠、做参照、做大本营的世界里是怎样一种存在状态？（同样，将逝的老年人、病人也要离开熟识的一切，独行走去未知之境。）虽然我们知道这样的世界终将成为现实，但预期中的未知仍然让人心不安、惶惶然。

2014 年 11 月，爸爸因脑出血进了重症监护病房。

需要学习时，老师就会出现（When the student is ready，the teacher will appear）。

——英语俚语

2015 年 4 月 19 日，我所在的城市是莫妮卡·威廉斯（Monica Williams）医生在全国巡回演讲中的一站。我平时很少看报纸上的老年活动预告版面，但这回我第一次参加了一个由老年活动中心组织的讲座。

“想象你自己正在接受临终关怀服务，预期有 6 个月的生命。这时你的思维会格外清晰，生命中的轻重缓急一目了然。这样的通晓，是生命的馈赠。”威廉斯医生开场时说道。

她又分享了一位读者与她的交流：“我的母亲最近去世，生前她和我继父对每一件事都非常关注，把情感、法律、医疗等方方面面的一切都安排得井井有条。毫无疑问，这些能够让她去世的过程优雅体面的准备工作，是一个令人升华的体验。”

“请问在座的各位，如果你认识或者知道某个人的去世过程是优雅体面、令人升华并且备受启发的，请举手。”座无虚席的演讲厅里十几只手举了起来。威廉斯医生接着说：“请大家看看四周，这种优雅体面、令人升华并且备受启发的死亡过程是可以复制的！唯一需要的就是准备、准备、准备。”

我由此知道了平民百姓的死亡可以与“馈赠”“优雅”“体面”“升

华”“启发”这样的字眼有关联。

2017年8月，我在网上买了这本书。

2017年10月16日，爸爸去世后9小时，我给威廉斯医生发了邮件，问她是否允许我把这本书译成中文。

2017年12月9日，赶在启程去参加爸爸的追思会之前，我用纸笔完成了这本书的最初翻译。

2018年10月16日，爸爸去世一周年那天，北京大学医学出版社的董采萱主任看到这本书和中译文草稿，认为书中内容值得让更多的读者看到。

渴望学习时，老师就会在视野里凸显。微信时代，我看到了微信朋友分享的精彩演讲《随时间而来的真理》，听到了江南大学教古代文学课的老师、《诗人十四个》的作者黄晓丹教授讲的陶渊明近2000年前的诗作：“……死去何所道，托体同山阿。”[①]人死了，归入了生命的洪流，融进了山川的永恒。

原来，我们生来就落在这位文化巨人的肩膀上。

在这个多元化的时代，我们可以有乡间喧嚣热闹的哭丧，也可以平静、安然地继承这个清灵、美好的文化传统，写下自己的“拟挽歌词”，为融入山川做足准备。

吴双

[①] http://xhv5.xhby.net/mp3/pc/c/202004/10/c763118.html

原著序言

人的生命到了最终阶段时，现代医学多半会让患者失望。医生们不知怎样传达“你正在走向死亡，我们应该停止积极的无效治疗，让死亡自然地发生，让你能获得善终”这样的现实。人们不知道善终是什么模样，不知道善终的意义是多么重大。在这本书里，莫妮卡·威廉斯医生和她的丈夫克里斯蒂安·墨菲（Kristian Murphy）有说服力地指导我们：为什么会有一个正确的时刻让我们说出“现在是让我上路的时候”“现在时间到了，让我的爸爸（或妈妈）走吧”这样的话。

死亡终将降临到每一个人的头上，但是我们常常让正在走向死亡的亲人承受无效而痛苦的治疗手段的折磨。让我们在走到生命尽头之前阅读这本书，汲取这本书中热切的倡导和信息，为自己做准备。当那个时刻到来时为自己抗争，为自己争取善终：在亲人的怀抱里，疼痛症状被控制，焦虑和恐惧得到抚慰，说了要说的再见，如果有需要，则寻求谅解，获得内心的安宁。如果现在不行动、不准备，那么你可能会同许多人一样，在重症监护室或者在长期护理机构里孤独地死去，亲人不在身边，遭受着多个侵入性的管子和操作手段引起的剧痛。这些都是因为目前的系统不考虑也不接纳这样一种情形：在一些情况下，可以允许患者死去。

柯克·霍尔德桑贝克（Kirk Holdsambeck, MD）

家庭临终关怀科医务主任

科格本（Cogburn）护理院医务主任

在安乐死和医助自杀方面我们的立场

我们不是安乐死的倡导者，我们不支持医助自杀，美国医学协会也不支持医助自杀。

但是，我们和美国医学协会的看法一致，认为没有任何理由允许或者引起生命末期不必要的疼痛和痛苦。

令人难过的是，在我们所处的美国历史长河中的今天，不必要的痛苦发生得过于频繁，引起这种状况的原因和解决这个问题的方法就在这本书的每一页纸上。

『关于死后的生命』摘录[1]

《关于死后的生命》（*On Life After Death*）序言摘录

“请思考伊丽莎白的论点：正在死去的人已经经历过一个过程，这个过程是从这个人的内核中有机地发生、发展出来的，为穿越死亡的旅途做准备。”

“不提起死亡这个话题并不能给将逝者带来安宁。将逝的患者实际上都由自己的内心知晓自己将至的死亡。不谈论这个话题就是在拒绝满足人们最根本的一个需求：收集自己生命中的一些片段（包括一些回忆，以及为获得解脱而需要消化理解的感情）来组织、表达一个完整的结局。这个结局需要与朋友、家人、工作中的伙伴甚至对手开诚布公地对话。”

——卡罗琳·姆斯（Caroline Myss）

---

[1]《关于死后的生命》（*On Life After Death*）的原著者为伊丽莎白·库布勒-罗斯（Elisabeth Kubler-Ross，MD）。文中括号里的说明来自莫妮卡·威廉斯（Monica Williams，MD）。

《关于死后的生命》正文摘录

“如果每位将逝者都有人以爱心照顾他，有人帮助他完成他没做完的事情，那么就不会有人要求过量药物以求死。”（第 13 页）

“成年人都要面对自己高龄父母的最终故去。最好的情形是在心肌梗死或脑血管意外发生之前就讨论过这个话题。如果大家都曾经在一起平静、有爱地坐下来，所有相关的家庭人员都在场，询问并讨论过父母的愿望——什么样的治疗、哪家医院、殡葬安排以及财产分割等，那么这样一个有笔录、每个在场的人都是目击证人的过程会为家人做好准备，减少很多烦恼和不安。如果所有的决定都已经事先做好，在亲人去世的悲伤中，人们就不必被迫去想这些事情，从而得以舒缓一部分压力。”（第 84 页）

“父母去世后，子女是体验一种相对不那么复杂的哀伤过程，还是体验一种旷日持久的创伤性哀悼过程，最重要的决定因素是与父母曾经的关系，有没有未曾得到解决、还在引起内心挣扎的矛盾，以及孩子与父母之间交流的水平。另外一个重要的内心因素是哀悼者以前经历过的死亡和失去的体验。”（第 85 页）

——伊丽莎白·库布勒－罗斯（Elisabeth Kubler-Ross，MD）[1]

原著前言

这本书是讨论死亡的，因为死亡是每一个人都必须面对的现实。本书的作者是一位急诊科医生和她的丈夫，他们在专业工作领域和个人生活中对死亡和死亡过程的体验促使他们发起了一个国民关于死亡的对话。无论你同意还是反对他们的论点，这本书都为你提供了一个对话的起点。

这本书不是关于“死亡的听证会”。这本书提倡自我决定。我们不希望你的命运由任何外部组织或政府部门来决定，而是希望为你提供一些知识，使你不至于陷入生命终期的医疗黑洞——可能是因为医生惧怕被告上法庭，也可能是因为爱你的亲人们从来没有亲耳听到你说过在什么样的条件下他们应该放手让你上路，于是在你不能接受的条件下被持续地维持着生命。

这本书鼓励你厘清思维，在危重时刻到来之前早早地安排好自己的生前和身后事，心境平和地接受“人固有一死”这个现实。

每个人都希望自己能安宁并且有个性地“上路”。但是，现在我们在生命终期对科技的滥用引起很多不必要的痛苦。我们希望纠正这个错误，并在本书中为那些要仔细考虑自己生命最后一个章节的人提供了一份起草计划的指南。此外，本书号召美国民众把书里的观点应用到卫生健康政策制定中去。《安然告别》很可能是迄今用来厘清和理解当今美国围绕死亡的各种问题的最有价值的资源和工具。你可能会为你的母亲、邻居或朋友购买这本书，但最重要的是你自己阅读这本书。

底线是：死亡是可以接受的。因为有一天，我们每一个人都会死去。

你可以知晓死亡的奥秘。

但是如果你不在生命的内核里竭力搜寻，

你如何才能找到它？

若你想看到死亡这个精灵，

请你向着生命，敞开你的心门。

因为生命和死亡本是一体，

正如河流和海洋本是一体。

——纪伯伦（Kahlil Gibran）

选自诗集《先知》[2]（*The Prophet*）

目录

第一部分 死亡与当代美国

第二部分 生命乐章的终曲——榜样的力量

第三部分 慰藉的医学

第四部分 面对死亡 心灵安详

第五部分 一个新方向——生命终期要做的决定

第六部分 政策与死亡——选择我们自己的未来和国家的未来

第一部分

死亡与当代美国

第一章

为什么一名急诊科医生要写一本为死亡过程做计划的书

我的专业不是临终关怀，不是和缓医疗，不是肿瘤治疗，我也不是一名家庭医生。我不曾天天去我的老病号床前去查房，也不曾与我的患者家属们建立过任何密切的关系。

我是一名急诊科医生，陌生患者被送到急诊室，在我面前死去，或者说死神在我面前企图宣告胜利。若患者在抵达急诊室的时候已经处于病危状态，我则有大概 3 分钟的时间来完成下列这些任务：找到患者的名字，正在用的药物，对什么过敏，还患有其他哪些疾病，家庭医生是谁，专科医生是谁，做过什么手术，血压、呼吸、心率等生命体征。做着这一切的同时，还要在患者及家属面前给自己建立起值得人家信任的形象，检查患者的心、肺、腹部，同时查看心电图，开出化验单和要用的药；此外，很可能还要做气管插管，在颈部的大血管里开始静脉点滴，或者在胸部进行电击，使心脏恢复可以支持生命的节律。

这听上去像一种高度紧张的境况，没错，而且可能更甚。我还要确定患者的危重状态是来自未知的原因还是已知的疾病，如癌症晚期。在这3分钟里，我还要确定患者是否有生前预嘱，患者的医护决定代理人的身份和所在的地理位置，患者是否曾经在“请勿复苏”或“请勿气管插管”的预嘱表格上签过字。

70%的美国人不曾签过生前预嘱——生命终期最基本的医护计划。很可能的是，患者想象过自己的终老，但从未动手写下过任何计划。请相信我，急诊室不是安排处理任何生前和身后事的好地方。

为了你，我们写了这本书：太多人毫无准备地面对死亡，而我们要在你被推进任何一个急诊室以前，早早地帮助你和你的家人。现实是：你和我，我们每一个人都有一死。不要拖延到濒死的危重状态出现之后再临时考虑生命终期的决定和计划。众所周知，走向死亡的患者及其家属们来到急诊室时，不会处于一种心安、冷静和镇定的状态，毕竟这个地方叫作“急诊室”。

在这里，每个人都心慌意乱。与患者有着40年婚姻的哭泣着的配偶可能根本不知道患者有无论如何都坚决不要气管插管的愿望，慌乱中他或她几乎一定会要求我给患者做气管插管（然后患者有可能在器械维持的呼吸中生存数年）。如果患者还没有与住在千里之外的兄弟消除过去的误会，那么在我电击患者心脏、按压患者胸腔时，兄弟们冰释前嫌是不可能发生的。如果癌症已发展到晚期，患者可能根本就不希望自己的心脏被电击，胸腔被按压。但若没有一个填好并签字有效的“请勿复苏”的预嘱，我一定会做这一切，因为这是一名急诊科医生的职责。我们所受的训练就是动用所有可以动用的药物、器械和技术为你的生命斗争。如果搞不清楚患者的生前预嘱状况，我们会与死亡一直斗争到最后的苦难终点。

这本书里充满了与你我一样的平凡人的故事，只是他们的“寿数”将尽。这些都是真实的故事，只是为了保护隐私而改变了地点和人物姓名。有些故事很美，有些故事很悲凉，而大部分故事既美又悲凉。每个故事都给我们上了一堂课，讲解生命终期的选择，提醒我们为或早或迟的那一天的来临做好准备而必须着手去做的事情，以及必须说出的话。无论有无准备，那一天都会到来。如果你按照这本书里列出的大纲做了准备，那么无论那一天在预期之内还是意料之外来临，善终都是可望可及的。

第二章

死神来临

——预期之内和意料之外

我们都会死，但有多少人准备好了这一天的来临？

10% 的死亡是突发、意外的，原因包括心肌梗死、事故以及其他没有预期的事件。死者可能是 77 岁或 7 岁，可能是健康人或病人。对这 10% 的人而言，死神到来前没有提前发出预警。如果是你或者你所爱的人在这个人群里，你准备好了吗？

90% 的人死亡进程相对缓慢一些，缓慢的进程给了我们一定的时间思考和计划那最终要来的一天。我们中间又有多少人充分利用了这段时间？

这本书里大部分的故事来自这 90% 有时间做计划的人，但有人做了计划，有人没做。这些故事是围绕“缓慢死亡”出现的问题的例证。我在这一章里会讲几个在另外 10% 里的“突发死亡”的人群里的故事。这些活生生的故事听上去令人毛骨悚然，但它们真切地提醒我们，无论有无准备，死神可能在任何时候降临在任何人头上。

临终关怀运动的先驱伊丽莎白·库伯勒 - 罗斯（Elisabeth Kubler-Ross）医生认为：人们通常都有内部感应，警示自己死亡将至。

医生和护士由自己的亲身经历都知道这个内部感应。患者通常都是因为身体状况忽然急转直下而被送到急诊室。有时在一片忙乱和嘈杂之中，患者会变得很平静，看着我们的眼睛说“我要死了”。如果护士从患者口中听到了这句话，他（或她）会尽快找到我，因为患者的话通常都是对的。

下面这个故事来自一位患者，他有备而来，面对一个看似几乎不可能立即发生的死亡。

在我急诊科医生生涯早期的一天，一个和谐快乐的大家庭把温和喜气、50岁出头的詹姆斯先生送到急诊室。在这之前三天，他刚做了一个简单的常规胆囊摘除手术。与往常一样，我走进诊室自我介绍，他浑身充满活力，与我热情地握手。我注意到他的腹部有些肿大。

“詹姆斯先生，你哪里不舒服？”我问着常规的问题，同时在他的腹部轻轻触压。

“我三天前刚到这儿摘除了胆囊，可是今天我又跑来了，好像要到产科生孩子。”他玩笑着指给我看他圆滚的肚子。他说今天呕吐了几次，肚子痛，腹部胀大。在我看来，他一般情况很好，所有生命体征都正常。

“先给你照X线片、查血、补液，我很快会回来看你。”我边写医嘱边解释。

“好啊，我会在这等着你的。”他继续玩笑着。

我又看过大概10个患者之后，詹姆斯先生的实验室检查结果出来了，与我想象的无异——脱水早期、肠梗阻早期。当我敲诊室的门，回到詹姆斯先生床边时，好像打断了他正在讲着的一个笑话，一大家子听众正在开怀大笑。在这种急诊室里少有的愉快氛围里，我也忍不住笑了出来。

“你今天生不了啦，詹姆斯先生。”我说道，“你的胃肠道蠕动减慢了，也许是手术后肠道有了梗阻。不过，在医院里打几天点滴，应该会恢复得很好。我会打电话给那位为你做手术的外科医生。现在我马上给你找个床位入院。”我说着这些鼓劲儿的话。家人问了一些诊断方面的问题，大家都对治疗方案表示满意，我转身打算离开诊室。

“大夫，还有一个问题，”詹姆斯先生对着家人指指房门，“我家人要出去吃点东西，而我有一些隐私问题想问问你可以吗？”

“当然可以！”我笑着回答他。然后，他的家人各自拿起皮包，聊着天儿出了房间，沿着走廊走远了。他示意最后一个出门的人关上房门，之后他眼里的笑意变成了严肃的神情。

“大夫，我要死了。”他抓住我的手。

我摇摇头让他放心。“不会的，所有的检查结果都没有指向那个方向啊，这不过是一个偶发的术后并发症，你会恢复的。”我坚持道。

“不是的，大夫，你不知道，从做完手术我就预感我要死了，只不过我不能跟任何人说。请向我保证不告诉我太太。我一点儿都不怕死，完全顺从上帝。我与家人的关系也很好，我在人世间的事情都已安顿妥帖。一切都准备好了，只是我爱我的太太，不忍告诉她这件事，给她平添负担和折磨。我只是需要向某个人说出这些话。”

他与我分享的秘密使我很不自在。我再次让他放心，向他解释所有的检查结果都没有显示他有任何危险。当我握着他的手向他唠叨着我最佳版本的“白大褂演说”时，詹姆斯先生只是耐心地听着。最后，他只简单地回应我说：“谢谢你听我讲话。”

两天以后，他去世了。

从詹姆斯先生的故事中得到的启示——为不期而至的死亡做好准备：

◎ 死亡可能意外降临。即便距离死亡有些时间，这段时间也不足以做全面的规划和准备。所以，我们要在自身一切正常、死亡完全不在议事日程上时就准备好。也就是说，无论是谁，从现在起就必须开始准备。

◎ 你与家人、朋友的关系和谐友好吗？你是否原谅或宽恕了他人？你是否获得了他人的原谅或宽恕？他们知道你爱他们并且珍惜他们吗？

◎ 你把自己在人世间的所有事情都安排妥帖了吗？

◎ 在精神和灵性层面，你是否获得了安宁？有很多方法和途径可以帮你获得安宁，第十六章“心安地离世——无神论者和宗教信众共同的向往”将讨论这个主题。

有些死亡没有任何警示信号，逝者本人、家庭或者所属社区没有任何预期。心肌梗死、脑卒中、凶杀等这类死亡引起的伤害最大，亲朋好友没有任何心理准备，生者可能长期得不到解脱，无法获得安宁。若不小心慎重地对待，生者的感情生活可能会永远失去平衡。

下面我将分享几个关于意外死亡的短故事，以教育为目的，因为很可能你认识的人中有人意外死亡或可能会意外死亡。从抢救这些人及照顾他们家人的体验中，我获得如下启示，并且希望你也意识到：

生命短暂而脆弱。我们活着、爱着，如同每一天都是自己生命的最后一天，或者母亲生命的最后一天，或者孩子生命的最后一天。不要留着爱的话语不说，不要留着要做的计划不做。

◎ 一位 20 岁的大学生开车在等绿灯，准备拐进她学校的大门。绿灯亮时，一粒子弹射穿司机左侧的玻璃，通过她左侧腋下进入胸部。她在急救人员把她推进急诊室时去世。

◎ 一位 23 岁的女性得了上呼吸道感染，症状就是流鼻涕和咳嗽。一天晚上在剧烈的咳嗽之后她晕倒了，再也没有恢复神志。3 小时后，她需要完全依靠机器维持生命，不到 24 小时她就去世了。剧烈的咳嗽导致她颅内一个动脉瘤破裂。

◎ 一位 45 岁的父亲在回家的路上。一天的辛苦工作之后他饿了，先打电话回家问晚上吃什么。在电话里，他同大女儿说要回家帮她做功课，并且很快就会到家……但他再也没有回到家。他迎头撞上一辆送货大卡车，死于大面积内脏出血。

◎ 一位30岁的母亲自己来到急诊室。她觉得自己被孩子们传染了流感，因为1周前孩子们都病了。她说的没错，她的流感检查结果显示阳性。在准备让她回家之前，我发现她呼吸急促。检测她的血氧水平后发现，她的水氧浓度已经迅速下降到正常范围以下。于是我向她解释为什么不能简单给她写个处方开药后就让她回家，而是要她立即住院，阻止病情恶化。48小时之内，她的器官全面衰竭。72小时之后她去世了，留下丈夫和3个年幼的孩子。

◎ 一位52岁的女性参加她侄女的生日晚会，大家开心地享受音乐、牛排晚宴，以及一个好大的喜庆的生日蛋糕。有人讲笑话，在笑话抖包袱那一瞬间，这位女性爆发出大笑，同时吸入了她平生最后一口牛排。所有的海姆利希（Heimlich）急救动作，甚至开胸手术清理她的呼吸道都没有奏效。她死于突发的、完全的呼吸道阻塞。

◎ 一位60岁的男性在药店里排队，拿着同样的处方等着取每月同样的药。他刚刚离开他医生的办公室，体检结果是“健康状况良好”。药剂师问他：“今天过得怎么样？”他回答：“不能再好了。”他拿了药转身离开时，忽然脸着地摔倒，心脏骤停。周围的人开始做人工呼吸、心肺复苏。急救人员很快到达，并把他送去医院。医生没能救活他。他刚才还走着路，说着话，然而倒头便死了。

死亡可能毫无预警地来临。它来到时，我们可能在健康状况的巅峰，也可能在低谷。它可能以暴力飞快地把你拖走，也可以慢慢地（有时是太慢了）、懒洋洋地把你收去。让我们尽可能地准备好。这本书就是要帮助你为或早或迟都会到来的死亡做好准备，无论死亡是突发的，还是有预期的。

再重复一次：

生命短暂而脆弱。我们活着、爱着，如同每一天都是自己生命的最后一天，或者母亲生命的最后一天，或者孩子生命的最后一天。不要留着爱的话语不说，不要留着要做的计划不做。

行动计划：

◎ 有什么话或什么事应该与你所爱的人分享吗？不要拖延，明天可能太迟了。

◎ 如果你哪个亲朋好友今天意外去世，你会觉得与他有什么应该一起做而没做的事吗？若有，现在就去做。

◎ 如果你知道自己明天会死去，今天你会对你爱的人说什么？现在就对他们说出来。

◎ 如果你知道自己明天会死去，你必须在未来的 24 小时完成什么？现在就开始做。

OktoDie.com 网站上提供了相关指导和清单，这些工具可以帮助你和你的家人为意料之内和意料之外的死亡做准备。

清单涵盖的范围很广，列出的都是围绕死亡要安排好的事项：

◎ 医疗护理方面的问题，要做的选择，人们的主张。

◎ 个人与家庭成员之间的沟通。

◎ 各种保险合同及其中需要理解的条款。

◎ 生命终期要填写的表格和要办的手续。

◎ 需要通知的组织及人员的联系清单。

◎ 葬礼的计划及可能的选择。

◎ 财产分配。

◎ 个人物品的处置。

第三章

为什么在美国，死亡是如此陌生

死亡文化和对死亡态度的变化

我曾在一个特殊的急诊科有过近一年的工作经验，这个急诊科服务的患者有 30% 来自安养机构（长期护理机构）。为这样一个极高龄且濒临死亡的较大规模的患者群体提供服务，促使我清晰地看到死亡这个问题——如果每次值班只遇到一两个失能的高龄患者的话，我大概不会被强迫去深入思考这个问题。在这间急诊室，重症医护床位的一半或者更多都被高龄人士或濒临死亡的患者所占用。大部分家庭都在请求我把他们的亲人“从死亡的血盆大口中”夺回来。这些家庭有没有想到，对于他们的亲人来说，死亡的大口不再会合上，任何小小的伤病都会让“奶奶”命断于死亡的“利齿”？大部分家庭的回答都是“没有想到”。

在如今这个历史时代，死亡对大部分现代的美国人来说是完全陌生的概念。除了老年人，其他人在生活中对死亡的体验都来自上一代或上两代人。过去，家庭大多是三世同堂甚至四世同堂，孩子们会目睹自己的父母照顾年迈的祖父母，直到他们在家中去世。在大约两代人之前，新生儿死亡率和儿童死亡率比现在高很多，父母和兄弟姐妹们多半经历过很小的孩子死亡和埋葬的过程。农民及其家庭照顾饲养自家牲畜，直至它们死亡。和现在一样，死亡在那时候也给人们的感情和灵魂带来极大的挑战。但不同的是，在过去，死亡不是一个发生在医院或安养机构的“医疗”事件，生命消逝这根线紧密地编织在日常生活里。

是什么发生了改变？是什么原因让我们呼叫救护车，把“奶奶”从安养中心送进急诊室，要求紧急进行“精神状态改变”的评估？

我认为有如下三个方面的变化：

1．现在有先进的技术，而且我们觉得必须尽可能利用这些技术。

2．由于现代生活的快节奏和相隔的地理距离，我们很难在感情上与“奶奶”达到从前的那种亲切感。于是，我们希望努力维持“奶奶”的生命，直到我们可以抵达那里并获得心安。

3．现代文化里不再有关于生命末期和死亡的经验知识。亲人去世时，我们完全不知道前面会发生什么。

下面我们将仔细讨论以上三点变化：

1．我们获得了延长生命的能力。

今日的医学科学与80年前相比是天壤之别，技术以指数级的速度更新。仅仅一代人的光景，我们从打一针青霉素就是最先进的医疗手段，进步到了激光指引伽马刀切除肿瘤。由于新药的发现以及医疗器械的发明与改进，今天人类的平均寿命比 20 世纪初增加了近 30 年。

今天，虽然我们确实可以治愈一些疾病，但是医学技术带来的结果主要是延长了人们与医学教科书上讲解的几乎每一种疾病的共存期，并且延长了这些疾病的致死期。面对科技的不断发展，公众意识中不可避免地会产生这样的问题："既然我们已经拥有了这些技术，为什么不用呢？"然而，这样的想法用到生命终期就不是那么简单明了了。在有些情况下，不加思考地给接近生命终点的群体施用各种技术，不一定给他们带来最大利益。

请想象下面的场景，同时扪心自问："即便拥有技术，是否存在某些原因让我们不应该实施这些操作？"

◎ 为什么我们不应该给 91 岁、在养老中心常年卧床的老人手术清除颈动脉内的斑块？

◎ 一位 65 岁重症肺炎的患者，已经 10 年没有说过话或自主运动过，营养完全来自管饲，为什么我们不应该给她接上呼吸机？

◎ 一位 75 岁的糖尿病末期患者，肾透析已有 6 年，心脏骤停后为什么我们不应该做电击、心脏起搏和胸部按压？

◎ 一位高龄失智者，已经不知道自己的名字，为什么我们不应该做急诊手术清除他的颅内出血？

以上都是真实的病例，患者家属以及看护者都问过我这些问题！

每次我向家属解释为什么我们不应该干涉疾病进程时，家属的反应多半是反问我："有治疗技术，为什么不用呢？"他们被科技发展蒙住了双眼，那些他们看不到的真实情况是：这些很痛苦的治疗手段不会治愈他们的亲人，而只能延长他们亲人的死亡过程。

为什么？我必须要问。为什么死亡是不可接受的结果？难道就是因为我们拥有技术手段，能够让人肉身的存在再延长一点儿时间？

2．我们不能够接受亲人将逝的现实。

现代家庭内部人际关系的质量大概处于历史上最低的水平。从工业革命时代人们涌进城市去寻找工作机会起，家庭作为一个社会单元就破碎了。在那个时代之前，家庭成员住在一起或相互离得很近，即便是非家庭成员的邻居之间关系也很密切，人们生活在亲密的、互相扶持的关系里。

如今的21世纪，人们一般都离开了自己的出生地。我们处在一个由通勤者组成的社会，居住地与工作的地方相距很远。大家都与科技紧密相连，每人的脸多半是朝着一个电子屏幕，而不是朝着另外一个活生生的人。我们认识的邻居可能凑不够5个人。但是，所有这些变化能抹杀我们内心深处需要与他人建立亲密关系的渴望吗？不能！

我们需要亲密的关系，需要了解和被了解，需要照顾和被照顾。这些必须被满足的日常需求受到现代生活极大地挑战。它们变成了要事先计划、要写进议事日程、被推迟、有时被遗忘，甚至想起来已经太迟了的事。

让我们设想这样一个情景。你住在波士顿[1]，你患病在身的父亲住在得克萨斯州[2]的一个小城，你们每周都通电话，但一年只见两三次面。你很忙，也很想安排出时间多陪一下父亲，只是这个安排总也安排不上。你心里很愧疚，想着要尽快改变这种状况。也许，你可以先通过视频每天与父亲见个面，因为你已经听出来，虽然老父亲在努力说着乐观的话，但他的声音却日渐虚弱。

深夜3点，手机铃声把你从深睡中惊醒。

“喂？”

“琼斯先生，我是威廉斯医生。我是地区医院的急诊科医生，今晚在照顾你父亲。我给你打电话是要告诉你，今晚救护车把他送到急诊室了，他处于病危状态。”

“天哪，发生了什么事？”你倒吸一口气，朦胧的睡意变成了惊愕。

“今天他被人发现躺在家里的地上。他神志不清，对外界几乎没有反应。CT扫描看到他有大块的颅内出血。”

“啊，我的老天！”你的胃里开始翻滚。

“琼斯先生，对不起，我深夜给你打电话是因为马上要得到你的答复。我必须现在就决定是否给你父亲上呼吸机。我找不到任

[1] 译者注：美国东北部沿海。
[2] 译者注：美国南部沿海。

何生前预嘱和'请勿复苏'的指令，因为你是他最近的亲人，所以打电话问你，你们讨论过这方面的问题吗？你知道他的愿望吗？"

你想呕吐，你在出冷汗。你托着脑袋，眉头紧锁。怎么回事？上周他还是"好好的"呀，你心里想。"没有，我们没说过这些……我不是很清楚。"你回答。

"琼斯先生，你是他关系最近的亲属，我要请你为他做一个决定。我还需要告诉你，神经外科医生来会诊的结果是，你父亲即使能挺过这一关，也不太可能走路和说话了，或者情况会更糟。"

"还能更糟吗？"你问你自己。你不知道该做什么，只知道自己心理上还不能让父亲死去，再说你还要赶去得克萨斯州呀。"好吧，医生，请你给他上呼吸机维持生命。"

在我的经验里，90% 的情形都是这样：几个小时或几天之内，家庭成员在慌乱之中陆续赶到，他们在亲人的耳边说着原本上周或去年想说但没有说的话。他们常常要医生"尽一切力量"，尽管他们眼看着一切力量都是回天乏术。之后呢，一旦接上了呼吸机，家属们就会觉得若拔去呼吸机就是杀死了亲人。

请重新想象一下另一个完全不同的场景。如果儿子与父亲一直像上一个时代那样住在一起或住得很近，他们都会认识到父亲的生命力逐渐衰竭，并且很有可能曾经讨论过那扇大家都要通过的生死之门。

我们没有办法让时光倒流回农耕时代，但我们必须想办法在现代的生活里重获亲密关系——与亲人的亲密关系，与亲人互相接受、了解。我们不能等到将逝者神志不清或完全丧失之后再企图与他寻求相互的慰藉，探索你们之间关系的意义。到了这种状态时，这几乎是不可能的。

3. 死亡现在对我们而言是一个陌生的概念。

如前所说，现代第一世界国家的文化里已经完全丧失了对死亡及临终生命阶段的认知。大众都不愿意谈论这个话题，医生们也是造成这个问题的一部分原因。医学院的教育把不惜任何代价与疾病和死亡做斗争写进了医生的 DNA。这样的心态使我们难以向患者及其家属解释死亡的必然性和生命的有限性，因为我们太忙了——忙着与死亡这个敌人对抗——没有时间向家属解释面前的患者与死亡之间的自然距离。

我现在常常发现，当长期患病的人进入危重状况被送入急诊室后，我是第一个向家属解释这幅“全景图”的医生：他们的亲人进入了下一个阶段，这是一段逐渐走向死亡的路程，这条路几乎总是一条单行线。亲人们对这个全景图的反应多半是震惊。但是震惊过后，很多人回头想想，发现他们自己早就觉察到并且怀疑亲人可能踏上了不归途，只是没有足够的“知识”来认出或分辨出死神到来的阶段。

下面我给你讲述一个典型的场景：

一位 89 岁的老太太被救护车从长期护理机构送到急诊室。据说是因为长期护理机构的护工注意到老太太的健康状况“忽然发生了变化”，或者说是很久没有来看望过老太太的女儿有一天突然来了。她看了一眼就说：“妈妈看上去情况不太好，我们带她去看看医生吧。”于是救护车被叫来送老太太去急诊室。老太太看上去确实病得不轻。如果她没有签好生前预嘱，指令我不能人工延长生命的话，我可能就要在她的颈部或大腿根部扎进大口径的静脉输液管，甚至在咽喉部插管代替她自己呼吸，做心脏电击等诸多常规处理。

对于这类患者，我一般会花很多时间向家属解释死亡和死亡的过程。我会引用我照顾我婆婆一直到她逝去的经历做例子，以及我自己从临终关怀领域的学术期刊上学到的知识。我自己的专业学习里不曾有这方面的内容。作为急诊专业的医生，我一般只会见到我的患者一次，而不会经年累月地定时见他们。当我学到关于死亡过程各个阶段的这些知识时，我已经是医生了，但这些都是我以前没有听说过的新知识。

除了猝死，死亡的进程一般是由一个个渐进的阶段组成的，在这个过程中精力、生命力、胃口、头脑反应、心智和清醒程度逐渐衰落。这个渐进过程的速度变化范围很大，整个过程可能持续几年、几个月，有时只有几天。很多患者家属的愿望是：处在这个下行衰落过程中的 89 岁奶奶可以通过药物治疗或康复手段变得更有活力，不再嗜睡，可以与家人互动等，重回过去的状态。这样的逆袭偶然也会发生，但是非常罕见，而且只是暂缓了走向必然结局的速度。

在我向家属解释走向死亡的过程之后，有的家属感到震惊，有的不相信，有的感到宽慰。那些感到宽慰的家人多半自己已经从心里感觉到亲人已踏上了不归路，他们只是需要一个医学专业的"朋友"给他们做讲解，证实他们的直觉。他们也需要听到这样的声音，让自己可以放手，让一切自然地发生。

这本书里会讲到死亡过程中有一段可以相当准确预知的阶段。然而，我奶奶在 20 世纪 50 年代所拥有的这方面的知识比现代的绝大部分人都多。令人惊奇吗？科技的飞速发展竟然使我们失去了关于生命最基本的常识：它会终结。

如果我们熟悉死亡临近时会发生什么，那么当它发生时，我们就会少些惊惶，多些准备。我们必须改变视死亡为异端，誓与之殊死搏斗并拒之门外的心态。我们要想办法改变态度，正视死亡是生命的终曲，将死亡视为要去接受、拥抱的必然。

第四章

自然死亡、人工维持生命，以及在这两极之间的选择

美国人在医院里去世的最多，比在家里和其他地方都多[3]。对于慢性重病患者及高龄人群，以及其他一些临近生命终点的人来说，医院并不是一个理想的地方。100年前，这些人几乎一定会在家里自己的床上去世，周围有亲朋好友陪伴，可能还有宗教领袖或者医生在场。

那个年代没有什么和缓的治疗手段可以让将逝者感觉舒适一些，更没有任何方法可以干涉或减缓死亡的过程。在亲属的围绕下，将逝者的各个脏器越来越衰弱，沿着可以预期的一个个阶段，逐步走向死亡。

在今天，那些临近生命自然终点的人多半会被带进医院做检查。大部分会受到以干扰死亡进程为目的的治疗。大部分会被收住入院。

与100年前鲜明的对照是，现在人们多会在重症监护病房或其他被监视的病区里，环绕他们的是各种管线和响着警报声的监视屏幕。身上连着输液管，可能有呼吸机在向肺里充气，可能有饲管向胃里灌输营养液体。

如果他们去世的时间不在探视时间段内，他们会孤独地死去。迎接他们最后一次自主心跳的可能是挤满病房的医护人员，尽职地用可以压断肋骨的力量强力挤压胸膛，加上电击，来鼓励逝者的心脏再次开始跳动。这些手段可能毫无效果，也可能延长一两天“生命”。

这两个场景彰显了过去100年中，人们面对死亡时所采取的医护手段以及所持的期望上的变化。问题是，**你喜欢现代的这个场景吗**？

也许你不喜欢以上描述的现代场景，但至少在现代我们有很多可供选择的药物和技术。我的观点是：我们不应该不经思考地滥用所有的医药技术。真正的挑战在于为自己或亲人挑选哪一条路径，包括接受或拒绝哪些医疗手段。

在做选择之前，非常重要的是，我们先要理解和接受通向死亡之路的各个阶段。

我总在向我的患者说这句话：“这是你的身体。你拥有它，你要为它做决定。我的工作不过是为你提供选择。”

下面列出的是人进入死亡过程时身体通常发生的变化，这些变化可能没有清晰的时间顺序。但是，除了猝死之外，这些变化在自然的死亡过程中都会发生。如果没有外力的干扰，这些变化会使死亡自然地发生。现代医学改变了这个等式。药物可以钳制一些变化的过程，机器可以完全替代人体一些失效的器官。对于这些干涉手段，后面的章节会有解释。

我鼓励你在读本章的同时思考你自己会怎么办？在本章后的笔记页，写下你自己的想法和愿望。这些笔记可以用来帮助你起草生前预嘱，或帮助你决定是否要签下“请勿复苏”或“全力抢救”的指令性表格，或帮助你厘清医生签署的、有关你个人的生命支持（维持）手段的指令性文件（即 Physician Orders for Life-Sustaining Treatment，POLST；这些文件的样本在本书的附录里）。与你选定的医护决定代理人以及你的医生和护士分享你的笔记。

如果你现在读这本书是因为你要替别人做这方面的决定，那么请你先去读第十九章，利用那一章中医护决定代理人可用的工具来帮助你做决定。这些指导大纲有助于你反思，帮你为亲人做出与他们的个人愿望最相近的抉择。

与死亡过程相关的身体变化

在这里列出的不是完整的细部详情，但是这里列出了最常见的患者主诉和最常用的生命末期干预手段。

1. 没精神、没力气

这个症状不只在生命接近终点时出现，很多疾病都会有这个症状。但在走向死亡的过程中，它一定会发生并且随着身体变弱而越来越严重，可能会过渡到嗜睡、虚弱、持续昏睡的状态。

通常，这些可见的变化会引起家人的注意，家人会带着这个没精打采的人去看医生，看看“出了什么问题”。医生必须要鉴别这些变化——是某种慢性疾病不可逆的组成部分，还是一些可逆的因素造成了这种状态，例如脱水、泌尿系统感染或电解质失衡等。医生还必须根据患者或患者家人的愿望来决定下一步的医护方案，以及是否给予任何干预（如静脉点滴、输血或肾透析等）。

另外，如果找不到什么身体上的原因可以解释患者的无精打采，医生还要评估患者是否有抑郁症。若患者有抑郁症，则抗抑郁药可能会解决问题。有时，无力和疲劳是因为缺乏运动或者失能，那么在家里或者住院做一些理疗或康复运动可能有所帮助。

更常见的是，无力是生命终端一系列变化的开始。这些变化从肌力减弱开始，疲劳感不断加剧，一直到自主活动能力完全消失——这时与自然死亡就很近了。这些变化对健康人来说是不正常的，但对那些将近死亡的人来说，这些变化是正常的。

2. 疼痛加剧

这可以是以前存在的疼痛加剧了，或者是新的部位或全身都在疼。以前有效的止痛药不再有效，新出现的疼痛让人担忧。医生应该与患者合作找出新疼痛的来源并且控制它。我们现在有很多有效的疼痛控制药物和手段。

在我奶奶生命的最后 6 个月里，她的家庭医生给她用了他很少开的强效口服止痛药。这表明他对生命终期的疼痛控制有深刻的理解。如果疼痛剧烈，肌内注射或静脉注射的止痛药都可以考虑用来止痛。

这个时段止痛的指导方针就是：**任何一个走近生命终点的人都不应该忍受肉体的疼痛。**

不幸的是，目前的系统在这方面是失败的。只有很少数的医生接受过积极控制疼痛的训练，临终关怀服务没有被充分地利用。好在这个趋势正在改变。和缓医疗专科医生和临终关怀服务的提供者都是止痛专家，我们应该为任何忍受肉体疼痛的人寻求他们的帮助。

家属常常阻挠医生实施积极止痛的方案，因为他们怕太多太强的止痛药会让患者上瘾。对于可以恢复的患者，这个担心是成立的。但对于高龄、疾病终期、临近死亡的人们，这不是一个要担心的问题。

我们的目标是帮助他们，让他们在生命最后的日子里尽量舒适，有尽可能高的生活质量，使他们不必在这个时候被身体剧痛所带来的纷扰压倒而不能感受生活。确实，向我暗示有自杀愿望的疾病终期临近死亡的人，都是那些来到急诊室时正在忍受未经控制的剧痛的患者。今天，我们有太多的药物可以用来止痛，我们不应该容忍在生命终期有任何肉体的疼痛。

在临终前最后一个阶段，将逝者常常在已经或几乎完全失去意识时做出怪相（愁眉苦脸）、唉声叹气或者呻吟不止，强效止痛药好像也失效了。这时，麻醉药或镇静剂可以用来减轻这种症状。然而我们也要懂得，这些表现可能是一些人死亡过程中自然、正常的一部分。

3. 恶心、没胃口以及停止进食

这让我想起我婆婆不再对我的厨艺感兴趣的那段时光。那时，我还真有点儿生气。我确实不是什么名厨，但我做的也不是她眼中的“泔水”呀！当我把晚饭端给她时，她的反应是：“就没有比这好吃点儿的东西吗？”

现在我懂了，她的反应不是对我的个人攻击，而是她走向死亡的一个标志。她开始有了持续性的轻度恶心，于是我的烹饪也在那一刻变成了她不可接受的厨艺。后来她只能接受百事可乐和苏打饼干，再后来她对这些也完全没兴趣了。

很多家庭都有过这样的经历：家人费尽心机做出亲人最喜欢的菜肴，结果亲人碰都不碰。通常在这个时候，医生会推荐营养品和能量饮料作为补充。这个手段会奏效一段时间，因为大多数患者会觉得喝比吃容易。刺激食欲或增进胃口的口服药也会奏效一段时间，但有试验证明这种口服药并没有延长寿命[4]。

我总在说“一段时间”是因为终有一天，将逝者会拒绝进水进食。这个阶段对家人来说是很大的挑战，他们常常会把这种状态的亲人送进急诊室。对每一个这样的家庭，我都会询问这个饶舌的问题：“他是因为不吃饭而要死了，还是因为要死了所以不想吃饭？”

然后，我会解释：人在将死时饥饿和口渴的感觉会先消失。他们在精神上及肉体上对水和营养都没有需求了。对他们来说没有什么痛苦或不适。实际上，停止摄入水和营养所引起的体内化学变化有止痛的作用。

有些家庭将濒死误认为是脱水，以为到医院打点滴补足了水就可以把患者的好胃口带回来。补水可能会有效，但只是有效一段时间。如果患者离死亡很近，那么补水会让他的状况更糟，可能引起水肿、呼吸困难。脱水对于临终的人群来说不会引起什么不适，若口腔看上去过于干燥，可以采取一些措施保持口腔的湿润。实际上，脱水对于临终者而言是一种令人舒适的状态。

还有一些家庭就是为了给患者插上鼻饲营养管而把不想进食的患者送进医院。这种管饲有的是临时性使用，有的则是长期（永久性）使用。理想的情形是：患者有做决定的能力，并且清楚地表达了他希望接受这种创伤性治疗手段的愿望，或者他曾经立下过生前预嘱（例如 POLST，见附件），要求采用这样的手段来维持生命。但现实恐怕是，很多医护决定代理人选择插管人工营养是出于代理人个人的愿望，或代理人受到护理机构强烈的暗示，因为护理机构可以从人工营养者身上报销更大数额的护理服务保险账单[5]。

营养管饲有两种，各有风险：

◎ 饲管从鼻孔进入，经食管插入胃里，用于短期管饲的液体营养液经管道直接送进胃里。这种经鼻的饲管经常引起鼻痛，有时引起鼻窦炎，容易脱落，甚至有时被插入肺里。

◎ 为了长期维持营养，患者可能被麻醉，手术切开腹壁，将饲管通过胃壁插进胃里或通过肠壁插入肠道。使用这种饲管的风险包括出血、感染，以及手术过程中意外穿破腹腔内的其他脏器。最重要的是，接受这种手术的患者有 15% 在术后没出院就去世了，60% 在 1 年之内死亡[6]。

另外有报告说[7]，被插入饲管的失智患者中 33% 会企图自己拔出饲管，而为了使用饲管，他们会被施以镇静剂或被捆绑！

而后，随着肾功能的减弱，人工营养会引起水肿、气短，肺部的水肿和分泌物的增加甚至会使患者窒息，详见《新英格兰医学杂志》的报道[8]。

这里没有完整地列出所有管饲营养的副作用，列出这几点的目的是说明这种医学干预手段不是无风险的。患者本人或亲人要考量风险和可能的益处之间的平衡。有人可能很愿意接受这种干预手段，有人可能完全不愿意。有人可能因此延长了寿命，改善了生活质量。但对于另一些人，如失智人群，管饲营养没有任何被证实的益处[9]。

记住，你的身体你做主，这些决定应该清楚地写进生前预嘱或《有关生命维持手段的医嘱》（POLST）。

4．意识水平的变化

意识水平的变化可以有多种。将逝者可能忽然无故地兴奋、躁动，尤其是到了傍晚或夜间。无论看护者怎么努力劝慰都不奏效，这样的情形让家人及看护者很难应对。有时医生会开镇静剂，让患者舒适一些甚至入睡。有时患者用的所有药物都被暂停一段时间，以观察过度兴奋是否是某种药物的副作用。在一些极端的情况下，强镇静剂、抗精神病药物可以用来改善患者的舒适度。在这个阶段这样用药是合适的。偶尔，临终关怀机构可能会送这样的患者短期入院，或在患者家里提供24小时持续的专业服务，以确保躁动症状完全缓解。

有时意识水平的变化表现为对空间和时间的混淆。我婆婆快去世之前，坐在家里起居室的沙发上时总是在问“我们在加拿大吗”(她在萨斯喀彻温省长大)。有时将逝的亲人可能对着你看不见的人说话，或者说些你听不懂的话。这时候不要花太多的气力——比如对他说“屋里只有咱们俩，没别人”——来把他引入你的现实。他们的现实是一个你不理解的地方，让他们自由地表达。如果你不觉得别扭，你可以让他告诉你他正在体验什么。

在临死前的最后阶段，将逝者很少甚至不再说话。大部分人看上去沉浸在很深的睡眠里，逐渐地他们变得怎么都叫不醒或进入昏迷状态。有些人走向死亡的路途比较复杂，可能会出现幻觉、肌肉痉挛、癫痫发作等。这时应该有和缓医疗和（或）临终关怀服务的介入，来保证这些将逝者的安宁。

5. 越来越频繁地摔倒或小病迁延不愈

我奶奶在生命的最后3个月里摔倒过好几次，因与跌倒无关的疾病住过3次医院。这好像是将逝者的共有现象。如果你高龄的亲人或疾病晚期的亲人最近去医院或急诊室的频率忽然增加，你就要开始做好准备了。

针对每一次所患的疾病和越来越缓慢的恢复，现代医学都会有相应的办法改善当时的状况，但是现代医学不能根治病因，那就是：当机体开始走下坡路时，它就越来越不能抵抗感染和承受肉体上的压力。每一次新的疾病或肉体的紧张状态，例如摔一次跤，都会让机体更弱，不再能够达到痊愈的状态。从患病到机体变弱再到患更多的病，形成一个螺旋式下行走向死亡的模式。最先进的科技也无法阻断这个进程。

6．手足或全身肿胀

当身体开始改变它使用液体的方式，以及心脏和肾功能都走向衰竭时，就会出现浮肿，医学上称为“水肿”。因为这个体征很明显，家属常常向医护人员指出这个问题。患者本人可能感到不适，也可能没有感觉到不适，但家属常常认为这是不正常的现象，要求治疗。对健康人来说，浮肿确实是不正常的，但对临近死亡的人来说，浮肿是常见而且正常的。如果患者正在静脉输液，则可以停止输液；对于某些患者，医生会开利尿剂来帮助减轻浮肿。

7．呼吸的变化

在人临近或抵达生命终点时，呼吸不可避免地会发生变化。气短是常见的主诉，尤其在活动或平躺时。看护者会注意到呼吸速度和节奏的改变，这些改变会使人们担心。在我奶奶生命的最后一天，我感到她的呼吸忽长忽短、忽强忽弱、忽快忽慢，我花了好多功夫搬动她的身体，调整她的体位，希望能让她舒服一些。

在临终前的几天，看护者可以听到患者呼吸的声音里有液体声。这个声音常常被称为“断气声”（death rattle），源自唾液和分泌物的堆积。在这个阶段，临终关怀服务可以提供抑制液体分泌的药物，也可以通过改变患者的体位让其更加舒适。静脉点滴可能导致体内液体过剩，因此这时应该停止。吸痰可以有助于清除一些分泌物，但它多半会让患者更紧张，所以应该尽量少做。临近死亡时，呼吸可能会变得快而费力，或慢而不规则。濒死时呼吸可能伴有鼾声，患者口张大，但通气量很少，直到呼吸完全停止。

在这一系列的呼吸变化进程中，依照患者的愿望，有很多医疗干预措施可供选择。下面大致列出一些可供选择的呼吸护理措施。

◎ 如果患者拒绝气管插管和使用呼吸机，他要事先签好“谢绝气管插管”的表格，但他还有很多和缓舒适医疗的选项［《请勿复苏》（Do Not Resuscitate，DNR）文件通常包括谢绝气管插管，请与你的医生澄清这一点］。如果你不希望自己的气管被插上管子，下面列出了其他可以选择的治疗手段。

a. 吸氧、机械吸痰以及改变体位（翻身、坐位）等，以使患者舒适。氧气面罩是我奶奶唯一接受的治疗手段，那个氧气面罩罩在她脸上，一直到她去世。

b. 如果患者已经在医院，则可以获得更进一步的呼吸支持治疗（气管插管除外）。如果患者要求有限但是更多的呼吸支持，可以使用与面部紧密接触的氧气面罩。这实际上是一个外呼吸机（没有管子插入气管），在患者呼吸时会用压力把空气推进肺里。这种干预手段的医学名称为“无创气道正压通气”。患者可以在普通病房里接受这种治疗，家属可以在场。

◎ 有些患者可能希望得到“全力抢救”，这意味着允许管子插进肺里（插管），同时连上机械呼吸机来代替呼吸。如果常规的经口或经鼻气道插管不成功，则可能需要通过手术在颈部切口将插管插入气道。一旦做了气管插管并接上了呼吸机，患者就一定要转入重症监护病房（要知道大部分重症监护病房的探视时间管制很严，患者与家人共度的时光会很受限）。

若患者完全靠呼吸机维持生命，并且患者或患者家属要求保留呼吸机的持续使用，则医生会向患者或者患者的医护决定代理人推荐气管造瘘术（在颈部前方行手术切开，插管，接上机械呼吸机，以长期使用呼吸机代替呼吸）。气管造瘘常常与长期人工管饲插管同时完成。虽然这些措施是比较长久的人工通气和人工营养支持的措施，但是如果患者有做决定的能力，并且清楚地表达了希望停止应用这些措施的愿望，则人工通气和人工营养支持可以随时按照患者的愿望停止或去除。如果患者无法表达自己的愿望，也没有事先签署表格，那么医护决定代理人，即被指定代表患者做出最适宜决定的人，可以随时决定停止或去除人工通气和人工营养支持。记住，选择停止生命维持手段不是杀人，而是允许死亡自然发生。

如果患者的生命以人工方式维持了很久，而且希望继续维持下去，患者大多会从医院转入长期护理机构。在那里，患者的所有身体功能都由人工维持，直到他恢复或死于其他原因，包括人工生命支持的并发症（如呼吸机引起的肺炎）。

8．心血管系统的变化

与呼吸系统的变化相似，心血管系统的变化也是正常的。心律可以变快或者变慢，也可以变得不规律。血压可能升得很高或降得很低。这些都是心脏失去自我调节能力的信号。如果愿意，有药物和器械可以用来调节极端的血压和心率变化。有些治疗措施需要密切观察，患者需要进入重症监护病房，有些措施则不需要。你的医生会愿意与你讨论这些可供挑选的医护措施。最终有一天，我们每个人的心脏都会停止跳动。

如果你属于高龄人群、疾病晚期人群或残障人群，你做出的需要你的医生知晓的最重要的决定是：在你心脏停止搏动、无自主呼吸时（即当人们发现你死了时），是否要求心肺复苏。

如果你不想要心肺复苏，你应该有一份请你的医生签字生效的“请勿复苏”（DNR，Do Not Resuscitate）医嘱放进你的病历里。在有些州，你可以在手腕上戴一个官方认可的“DNR”手环，而在另外一些州，你可以随身携带POLST文件，或者将这个文件镶进镜框，放置在你家里规定的地方。无论如何，你家庭的每个成员和你指定的医护决定代理人都需要知晓你的愿望。

如果你有“请勿复苏”的指令，当你被发现没有呼吸和心跳时，这个指令就可以告诉到场的医护人员：要允许死亡自然发生，不可以重新启动你的心脏，不可以用机械代替你呼吸。

相反，如果你没有正式签署的州政府承认的文件来证明你拒绝了心肺复苏，或者你签署了《请全力抢救》的文件，那么当你被发现没有呼吸和心跳时，下列这些事情就会发生：

◎ 你会受到至少每分钟 100 次的胸部强力挤压。如果你年长且骨骼脆弱，那么会有多根肋骨立刻骨折，胸壁会被压塌。

◎ 你的胸前会被接上电极板。如果有必要，胸部电击会使电流透过你的胸壁到达心脏，争取把心脏带回它正常的节律性跳动。

◎ 接受人工呼吸，有时可能需要经口鼻或经颈前手术做的开口将呼吸管插进你的喉咙。

◎ 开始静脉点滴，向血流里注入刺激心血管的药物。有时需要进行骨髓输液。

“全力抢救”可能在你被送进急诊室后进行，也可能发生在你“倒下”的地点。如果所有努力都无效，那么你仍处于死亡状态。若复苏有效，你会被送进急诊室，我可能是你的接诊医生。我会与你的太太、丈夫、女儿或儿子有类似如下的对话：

“我真为你难过。发生时你在身边吗？告诉我都发生了什么？告诉我他都有患有哪些疾病……”

“现在他的心脏在自主跳动，我们在点滴里也加入了强心药来帮助他。呼吸机在代替他呼吸，他对外界的刺激没有反应。现在我们处在一个等待阶段，看他能否苏醒——如果他醒过来，需要评估他的大脑功能。问题是所有这些都无法精准、科学地预测，他的疾病史和这次心肺复苏所花的时间都会产生很大的影响。他现在很虚弱，他的心脏可能再次停跳。”

接下来我问你的妻子、丈夫、女儿或儿子的问题是：

“他有没有与你讨论过是否采用人工手段维持生命？他有没有生前预嘱或类似的其他文件记录他会接受或拒绝哪些医疗措施？你们有没有讨论过一些特定的情况，例如生命支持的尝试期限，或者如何处理原有的疾病？”

根据家属的回答，我最后一个问题多半是：

“如果他心跳再次停止，你希望我们再次进行胸部按压、电击以及用强心药吗？”

你一定可以感受到，围绕在你身边的亲属在他们感情如此脆弱时要为你做这样的决定会有多么大的压力。你也可以看到，如果你没有事先把你在何种情况下可以接受或一定拒绝的复苏手段非常清晰明确地告诉过你身边的亲人，在这个时刻，几乎所有的亲人都会异口同声地说："请尽全力，医生，一直坚持抢救！"

相关的统计数字

目前，平均 92% 心脏停止跳动的美国人会继续处于死亡状态。在被成功复苏的病例中，一半以上会有永久性的脑损伤[10,11]。

那些心脏恢复跳动的人，复苏过程越长，恢复到以前状态的概率就越低。如果心跳停止前你是一个年轻且相对健康的人，那么心肺复苏清醒过来后比较有可能恢复到原来的自己；如果你是罹患多种疾病者或者是失能人士，则心肺复苏后能恢复到复苏前状态的少而又少。

基本规律是：人越老，或者所患的疾病越多、越复杂，则成功的机会就越小。如果心肺复苏成功，大脑受损的机会也会很大，或者身体要依靠人工手段来维持功能。对于这种状况，每个人都必须严肃地扪心自问，人工维持的生命还是"生命"吗？

对这个问题的回答决定了每个人为自己作出的心跳和呼吸停止之后的医护选择。

我要澄清一下，我不是在建议我们放弃现代科技，包括先进的心肺复苏技术，回到 20 世纪初我们对待将逝者的医疗手段中去。我提倡的是，在我们将逝时要有区别地应用和接受这些现代的医疗措施。每个人都可以利用现有的和缓医疗药物以及治疗方式，但不是每个人（当我们很老或很弱时）都需要饲管、清洗管和导尿管，折断肋骨的胸部按压，以及一波波穿透我们身体的电压，就是为了强迫一个已经很衰弱的心脏再跳动几下。

与死亡过程相关的身体变化：写下你自己的笔记

如果身体的变化是走向死亡的，你选择接受或拒绝怎样的医学干预手段？

用这些笔记来帮你起草生前预嘱，或与你的医生合作签署 DNR（《请勿复苏》）和 POLST（《有关生命维持手段的医嘱》）文件，与你的家人、医护人员、医护决定代理人分享你的愿望。

◎ 没有力气、无精打采（药物治疗、抗抑郁药、理疗、心理治疗、其他）

◎ 疼痛及止痛

◎ 恶心，没胃口（营养饮料，开胃药，通过静脉或消化道饲管进行人工营养，人工补充液体）

◎ 意识状态的改变（药物治疗，尝试停止用药或短期住院控制症状）

◎ 经常生病或久病不愈（住院治疗还是接受临终关怀）

◎ 浮肿（药物治疗，舒适护理）

呼吸的变化

请在下列两项中选择一项：

□ 全力抢救：选择接受呼吸机及任何有创性治疗。

☐ 请勿插管：可选 A 或 B。

A．舒适护理（吸氧和变换体位）。

B．有限的干预，例如无创气道正压通气。

心血管的变化/心跳停止

请在下列两项中选择一项：

☐ 全力抢救：要求采用全部已有的技术和措施进行人工生命支持。

☐ 请勿复苏（DNR）：这个选择将允许死亡自然发生。

注意：如果你选择 **DNR**，这个选择一定要记录在州政府认可的文件里，要有你的医生签字才能正式生效。仅在你的生前预嘱里列出你的 **DNR** 愿望是不够的。

笔记附加页:

第二部分

生命乐章的终曲——榜样的力量

第五章

与死亡做斗争

——一个医生的觉醒

我相信，有时我们的确要与死亡做殊死搏斗。如果我病了，作为一名 40 岁的女性，我会拼尽自己的全力，找到所有医学技术可以提供的武器。如果我的孩子、我的丈夫，甚至我的母亲（一名健康的 67 岁妇女）生了病，我们都会为了生命而抗争。这个抗争会持续，一直到我们抵达了一条狭窄的、叫作“疾病末期”或“因高龄而极度衰弱”的单行路的起点。生命若到了这一点，我们唯一能争取的只有时间，而且对于我和许多人而言，这个时间的质量是最为重要的。

在急诊室以及大部分的医学专科，死亡被认为是我们的死敌。医学院的训练就是用药物、器械、操作手段来武装我们，与这个对手搏斗。如果你因病或因伤被送进急诊室，我的任务就是要用各种工具来挽救你的生命。我全部的注意力都放在找出是什么在要你的命，阻止它，把你从死神张开的大口中夺出来！在我急诊科医生的职业生涯中，很长一段时间内，我都是不加考虑地凭借我的“急诊直觉”给所有来到我面前的患者实施治疗，我的责任就是为了保护所有患者的生命而与死神决斗。只是在最近的几年，我才认识到，有时我们应该与死神决斗，有时则不应该。

一个促使我开始质疑自己不加思考地与死神争斗的病例发生在几年前的一个凌晨。

急救人员呼叫急诊室，报告他们正运往急诊室的一位患者的情况。“威廉斯医生，我们正从橡树园长期护理院送去一位70岁的女性，她呼吸困难。护理院认为她可能有肺炎，她的血氧饱和度很低，戴着氧气面罩才65%（正常时近100%）。她的血压也很低，71/39 mmHg。5分钟之后见。”

“听到了，你们抵达时床位应该预备好了。我是威廉斯，完毕。”

我给急诊室病床协调员打电话：“听到报告了吗？她听上去病情很重，最好分给她一个可以电击和复苏的床位。”协调员同意了。

5分钟后，第五急救队准时进了急诊大厅。我和他们一起把患者从急救车担架挪上一个急诊治疗床，同时他们向我报告：“这是约翰逊太太。她在护理院住了10年，有过多次脑出血，几乎完全瘫痪。她一般情况下不讲话，对语言刺激没有反应，但有间歇性的清醒时段。她咳嗽几天了，今天护士发现她对任何刺激都没有反应，发烧，并且呼吸加快。”

看到她的第一眼我就知道她正在死去，致死原因大概是肺炎。我知道若要做什么的话我必须尽快行动，每一分钟都很重要。因为她是一位已经失能的护理院长期住户，我的第一个问题就是："她有'请勿复苏'（DNR）的预嘱吗？"我从听诊器里听到的声音提示她渐渐衰竭的肺正在被液体逐渐充满。

"没有，但她有'全力抢救'的预嘱。"急救人员一边回答一边把文件递给护士。"全力抢救？"当我掀起她的睡衣，看到贴着饲管的上腹部时，不禁在心里疑问。（"全力抢救"意味着"动用一切人工维持生命的手段"。）"瘫痪10年了？"我脑子里重复着这个信息，同时用手触摸着她僵硬、挛缩的手臂。因长年不用，她的身体已经固化在胎儿体位。我检查她身体的动作越来越慢，直到站在那里一动不动，如同我也瘫痪了一样。

"我说了'全力抢救'，威廉斯医生！"急救员大声重复了一遍，不确定他说第一遍时我是否听到。他从没见过我在要求全力抢救的患者床前站着不动的样子，不再喊出一大堆常规医嘱，不再迅速地准备气管插管和静脉输液。就在这一瞬间，我脑子里好像有一个开关被触动了，我不知道应该如何回答急救员。我站在这个可怜的老人床边开始疑问："为什么……我为什么要与死神抗争？就为了把她维持在这种状况？总该有些特定的情形，允许人离去吧？"

忽然间，我觉得我可以想象出约翰逊太太在护理院的所谓"生活"，因此我完全不能理解她为什么会有"全力抢救"的预嘱。谁会要求我在她的喉咙里插上管子，在她的锁骨下扎进长长的针头？就为了要把她从死亡的边缘夺回来吗？然后让她回到哪儿去呢？回到有更多的年头瘫痪在床上，不能说话，知道或不知道她房间里的人是谁。在这更多的年头里，她每两个小时被翻一次身，就为了压疮不要发展得更快。她被翻身就是因为翻身的时间到了，而并不是因为她想翻身。她还会“想”吗？这么多次的脑出血已经让她失能到了如此地步。

也许，今夜我不是在与疾病做斗争，也不是在与死神做斗争。积极施用医疗手段的我可能是在与约翰逊太太做斗争，是在忤逆她的命运。今夜救活她或许并不是为她做好事，她可能已经抵达了她在人世间的终点，她的“时间”到了。若不是现代的医疗技术和机器，她的“时间”或许会早到很多。就在这个时候，她的家人赶到了。

我快速地自我介绍，并把三姐妹领进她们母亲的房间。在我开始向她们解释她们母亲的情况有多严重时，我也开始理解为什么她有“全力抢救”的要求。3个成年女儿十分疼爱自己的母亲，每个女儿每天都去护理院陪伴她很久。对护理院的住户来讲她们是鲜见的少数，大部分住户的亲人来访只是逢年过节才出现的稀有事件。我可以看出来，对母亲进行“全力抢救”是她们这个家庭集体作出的决定。因为母亲的存在是一股团结她们的力量，使家庭生活和睦，使大家心安。在我向她们解释她们母亲目前的危重状况和可供选择的选项时，我感受到了她们要维持母亲生命的强烈意愿——哪怕只是为了她们自己。

“现在是为她做决定的关键时刻，有 3 个可供选择的方向：

◎ 你们可以要求‘全力复苏’，这意味着我现在就要在她气管里插上管子，接上呼吸机，并且在她锁骨下插进大口径静脉输液管灌药。她现在情况危重，有肺炎，这些手段可能救不了她的命。她得进重症监护病房，那里只有很短的探视时间。全力抢救也意味着如果她的心脏停搏，我们会做电击和胸部按压。所有这些手段都是创伤性的，而且让她很受罪。另外，她的身体很虚弱，接上呼吸机后大概是不能停下来了。

◎ 别的选择有：用一个可以把氧气推进肺里的氧气面罩给她吸氧，给她使用抗生素和其他特效药物，但不给她的气管插管，也不在锁骨下插大口径静脉输液管。若她心跳停止，也不电击复苏。

◎ 还有一个选择是和缓疗护：我们给她吸氧，使用止痛和镇静药物，使她无痛，安静休息。

对于后面这两个选择，我可以为她安排一个单人病房，你们都可以在那里陪伴她。虽然感到很抱歉，但是我要说实话，她病得这么重，很可能无论我们做什么她都会过世。现在最重要的是，我们可以给她一些药物使她平静安宁。在单人病房里，你们都可以与她在一起。”

三姐妹认真地听我列出的所有选择。然后，她们之间没有任何讨论，几乎同时异口同声地说：“我们要你做所有能做的一切，一直到上帝呼唤她回天上的家。”

我目瞪口呆，惊愕地回答：“也许上帝现在就在召唤她回家。”

大姐自我介绍她是她母亲的医护决定代理人，辩解道：“医生，我们要你全力抢救。我母亲以前也有过这种情况，她都扛过来了。”

我拿出那时所有的、最温和的态度，停顿了一下后问：“若这就是上帝召唤她的方式，而我挡住了她回家的路呢？”

一个妹妹再次阐述她们家庭的立场：“当一切方法，包括电击和心肺复苏，都不能让她停跳的心脏重新跳动时，那才是上帝召唤她回家的时刻。在那个时刻到来之前，我们要求采用所有的措施。”

看着作为医护决定代理人的大姐，我沮丧地让步了。“我的职责就是做你要我做的事。”我请她们离开病房，开始一系列操作，为约翰逊太太接上人工生命维持系统。

第二天，在重症监护病房，探视时间之后，约翰逊太太孤独地死去了。

上帝确实召唤她回天国了，但是，我一天以前在急诊室就已经听到了上帝的声音。

＊＊＊

给医生们的经验教训

◎ 应认识到在一些情况下，以舒适为中心的治疗应该代替以治愈为中心的治疗。与你的患者讨论这些情况。

◎ 应认识到没有能够阻止死亡并不意味着“失败”。我们每一个人都会死去。医生能够给予将逝者舒适和尊严。

◎ 应认识到对于晚期疾病患者和极高龄人群，“人工维持生命”可能实际上是“人工延长死亡过程”。如果你认为某些医疗手段不可能奏效，患者和他们的家属应该被告知。

给所有人的经验教训

提前为自己做决定，写下你的预嘱。

◎ 利用个人自我评估量表这个新工具，完成生前预嘱。

如果约翰逊太太在她健康状况良好时有机会，能够看到例如上面刚刚形容的那些未来可能发生的事，她所做的选择很有可能与她的孩子们的选择不一样。她很可能会选择以舒适为中心的医疗措施，在普通病房甚至在家中，在最爱她的人们的陪伴中去世。

我们设计了一个表格，帮助你预先为自己做出详细的选择，参见第二十章“个人自我评估量表和前瞻性的医护决定”。

每一个州所接受的生前预嘱和个人自我评估量表可以在网站

OKtoDie.com 的“资源”栏里找到。

◎ 选择和培养你的医护决定代理人。

在你像约翰逊太太那样，不能够为自己做医护决定时，你的医护决定代理人的职责就是理解并阐明你的愿望，代替你做出这些决定。

选择合适的人并培养这个人是非常重要的。如果这个人不成熟，不曾从你口中清晰无误地听到过你的选择、你的计划以及你对这些选择的确认，当需要他做决定的时刻来临时，他可能因为害怕、负罪感，甚至个人的私利，而让你承受你自己根本不想要的治疗手段。更糟糕的是，这些人工生命维持的措施可以让你的肉体经年累月地长期存活，让你的生命处在一种你完全不能接受的状态。

详见第八章“当‘请勿复苏’还不够时——医护决定代理人、生前预嘱以及其他难题”指导你选择和培养医护决定代理人。

◎ 如果有愿望，与你的医生一起签好《请勿复苏》（DNR）或《关于生命维持手段的医嘱》（POLST）文件。（见附录中的样例，以及你所在的州所接受的表格）。

如果你被发现临近死亡或已经死亡，这些预嘱会澄清你是否要求人工呼吸、胸部按压以及电击来恢复呼吸和心跳。

POLST 会写明你愿意接受怎样的医学干预，是否需要人工营养支持。这些是你的医生根据你的愿望写下的医嘱，因此比生前预嘱中关于生命终期医护选择的条款更有分量。目前只有几个州接受 POLST，但它应该变成全国都接受的标准文件，从而保证你的愿望在任何一个州、任何情况下、任何一个医生处都可以实现。第二十一章“写给医生们”详细描述了 POLST。

在附录中有 DNR 和 POLST 的样本，也可以在网站 OKtoDie.com 的“资源”栏中找到。

医护决定代理人要做的功课

◎ 确定你已真正详细地了解了你亲人的愿望，与他讨论这本书里提出的问题。

◎ 拥有一份亲人的生前预嘱备份，并熟悉上面的内容。

◎ 试着替你的亲人做出你认为他们会认可的决定。把你自己的愿望从做决定的考量中完全剔除。可参见第十九章“怎样为他人做决定”。

第六章

不采用、撤除以及拒绝医学干预

1990年通过的《患者个人决定法案》(Patient Self Determination Act，PSDA）允许所有的美国人选择接受或拒绝任何提供给他们的医疗措施。与此相关的现实是：一旦你没有能力为自己做决定，别人将替你做决定。PSDA允许你来挑选这个（或这些）人。他们被定义为你的“医护决定代理人”。你不光要选择出这个（些）人，你还要告知他们，在你不能为自己做决定时，什么样的治疗措施是你所要的或者是你所不要的。

他们不但要读到你写下的愿望清单，还要听你说出来。做出用/不用或者维持/撤除医疗手段的决定，对你亲人来说都是非常困难、痛苦、令人煎熬和有负罪感的。对于这一点，我怎么强调都不过分。除非他们亲耳听到你讲出这些愿望，否则他们可能在多少年之后，心里还存有替你所做的决定是否正确的疑惑和阴影。

我还要清楚地把不施用医学干预手段与不给予照护区别开来。我们可以拒绝或停止一些医学干预，但我们应该永远都不停止以患者舒适为中心的和缓医疗。下面用一些例子来区别这两者。

◎ 晚期肿瘤患者可能拒绝继续采用化疗药物，但这并不意味着他同时也拒绝了改善他舒适度的药物。“拒绝继续与癌症作战”并不是意味着他不理睬那些希望他继续接受化疗、“继续作战”的亲人们。接受和缓医疗意味着他可以与亲人们共享高质量的时光，使他能以更令人满足的方式来关爱自己和亲人。

◎ 当医生告诉你，你高龄的母亲不可能恢复时，你就会面临是否要把呼吸机停掉的决定。撤除这个医学干预手段（知道她很可能因此而死去）并不意味着你不爱她，或者不在乎她。实际上，允许医生停掉这个非常令人不适的、可能正在延长她痛苦的机器恰恰证明了你是多么爱她、在乎她。这时，医生会尽一切力量保证她的舒适和安宁。

◎ 你失智的住在长期护理机构的父亲，最近因为不愿意或者不能够吃饭而掉了很多体重。长期护理机构的医务室找你来，与你讨论是否给你父亲插上饲管。你读过这本书，知道管饲的风险，而且知道管饲没有被证明可以延长失智者的生命。作为他的医护决定代理人，你拒绝给你父亲插入饲管。之后有些人指出你拒绝这个医疗干预说明你不关心自己的父亲。这些人是错的。正是出于对父亲的关心和爱护，你认为这个医疗措施的风险大于获益。你为你父亲做出的决定是正确的。

＊＊＊

这本书的绝大部分内容都是我以一个医生的视角写下的故事，但下面这个故事是个例外，它来自一位患者的家属。作为医护决定代理人，女儿和外孙女出于患者的利益，做出了一系列拒绝和撤除医疗干预的决定。这正是因为她们爱她，她们要给她对她来说最好的。很多人都有类似的经历，我们也希望听到你们的故事。请去网站 OKtoDie.com 留下你的故事。

我们的故事

德博拉·K.·沙特尔沃思，萨拉·E.·沙特尔沃思

我们家里总是直白坦率地讨论生命和死亡。我们会考虑各种情形，包括事故、疾病和高龄引起的问题。对于生命终期，我们有自己的主张。我们甚至通过深入探究生命终期可选择的各种措施和操作来自我教育。与熟识的大多数其他家庭不同，对各种“如果这样”和“在那样的时刻”的假设，我们都有假想的答案。

不曾想到 2011 年初，我们假设的问题真正摆在了我们面前，我们也要真实地回答这些问题了。

妈妈的情形每况愈下。她病了。我们想帮她，可是她仅仅被看成一位“失智患者”，因为她患有阿尔茨海默病。

她进了两次本地的急诊室，住过两次医院，但是都对她没有任何帮助。医生给她开了镇静剂，把她送进长期护理机构，因为她不再能自主活动四肢，需要扶助才能坐起身来。2011 年 4 月 2 日，在她住进护理院两天后，我们发现她没有意识，对外界毫无反应。我们请护理人员叫救护车把她送往本地的一家大医院。

在那里我们遇上了威廉斯医生，她把妈妈看成一位患有重病的完整的人。全面的身体检查发现妈妈颈部有一个肿块，并且脾增大。威廉斯医生怀疑是肿瘤，于是开了实验室化验单和扫描检

查单。检查结果证实是肿瘤，而且已经转移到了颈部、肺、胃、骨盆，可能还到了脊柱。这可以解释许多妈妈表现的症状。

我们很生气，因为过去的几个月里妈妈因没有得到正确的诊断而受了很多罪，现在我们至少知道问题在哪里，可以给她适当的医护。我们也很难过，因为知道与妈妈共度的时光不多了。我们接受了这个现实，我们的基督教信仰给了我们力量和安宁。

这次不再是假设的场景了，这回是真的——真正的选择要由我们一家来做。她的病已经无法治愈，所以不需要积极的治疗。化疗药只能让她多受罪而不会有什么效果。可能她都挺不过化疗药的副作用。

妈妈住进了肿瘤科的病房。我们签署了 DNR（请勿复苏）文件。（我们知道全力抢救意味着什么。）为了改善她的脱水状态和冲洗掉她体内大量的镇静剂，她开始了静脉输液。我们同意给她抗生素来清除她体内可能让她不舒服的感染灶。随着镇静剂被冲洗出她的身体，她逐渐清醒过来。医生给了控制疼痛和恶心的药物以及服药方法，她可以随时吸氧，可以随便吃喝她想吃的任何食物和想喝的任何饮料。医生希望帮助她在剩下的时光里过得尽可能好，我们也是。很快妈妈出院了，回到了护理院。

护理院的医务主管甚至同意了我们给妈妈甲状腺素的要求，因为这可以改善妈妈的生活质量，而并不延长她的生命。（与此相反的是，我们把所有抗阿尔茨海默病和抗高血压的药都停了。）

一个星期之后，护士打来电话说妈妈被送去急诊室了，因为他们怀疑妈妈患了肺炎。当我们赶到急诊室时医生告诉我们，妈妈不但有肺炎，由于脱水，她的血钠浓度也偏高。他建议我们让妈妈住院接受静脉输液和抗生素治疗，否则她只有几天，最多一个星期可活了。我们选择不要任何治疗，因为妈妈塌陷的静脉已经受不了静脉插管，而且哪怕她现在的肺部感染可以被控制，别的地方又会发生感染，她的肿瘤也一直在生长和转移。治疗只会让她走得更痛苦。所以，我们没有让妈妈住院，而是带她回到了护理院。

我们很快发现她吞咽困难。给她清洁口腔时，我们看到她的咽喉几乎完全关闭了，只在右面有个小小的缝隙。肿瘤越长越大，已经使她失去了吞咽的可能。我们也知道这个肿瘤最终也会阻碍她呼吸通气。这时要不要给她营养管饲成为我们面临的问题，我们并没有犹豫很久。我们重温了已知的脱水致死的情景，也考量了饲管营养的风险：麻醉和插管过程引发死亡的风险，以及术后持续疼痛和感染的风险。我们认为完全没有任何必要让妈妈经历这些痛苦，因为什么都改变不了她的肺炎和晚期肿瘤。我们决定不插营养饲管，也不再给她经口进食，因为那样只会引起她咳呛、窒息，经历很可怕的死亡过程。

医生、护士以及大部分的工作人员对我们所做的选择表示同意，虽然我们也遭了几个白眼。但是我们提醒这些人，要他们考虑一下妈妈疾病诊断的预后和现在的状态。这时妈妈极度衰弱，脚后跟和臀部都有压疮。她不再能说话，呼吸越来越困难。

我们向上帝祈祷，请他让妈妈的路容易走些。我们眼看着她自己准备开始上路了，她“看到”了房间里我们看不到的人和物。她向我们看不到的“人”或“物”眨眼、微笑。过几天我们接到电话说，妈妈在自主地活动她的手脚。我们赶紧跑去她的房间，看到她几乎可以下床了。无需别人帮助，她自己坐起身，向前倾着上身，两手向前向上伸出，一个个拥抱我们和她的护士。她还可以弯腿，甚至可以活动她的脚趾头。这些瞬间对我们来说又苦又甜。因为我们知道，这是死亡过程的一部分，叫作“回光返照”。我们感谢上帝再次让我们看到妈妈的身体自由活动的样子，我们也知道上帝开启了治愈她身体的终极过程，当她回到天国上帝身边时，她就痊愈了。

她生命的最后一个周末是一段美好的时光。她所有的亲人都来看望了她，包括一个她多年未见的兄弟。她清醒地与大家互动。星期天晚上，她沉沉地、平静地睡着了。

星期一早上7:30，护士打来电话说妈妈呼吸困难，我们马上赶去她那里，同时给亲人们打电话报告情况。我、我的丈夫和女儿8点赶到妈妈的房间。看到她时我们都吃了一惊。她看上去要死了。我亲吻她，告诉她我爱她。她浑身冰凉。

想着情况不会变化很快，我们做好了这天会很漫长的准备。我和女儿出去买了些零食充饥。回到她房间，我们走近她床边，告诉她我们回来了。靠近床头时我看着她的喉咙随着呼吸起伏，1——2——，然后一切都停止了。“这就是时间到了吗?！”我弯下身亲吻她，脸紧紧地贴着她的脸，取下了通入她鼻腔的氧气管。我把头贴在她胸前，如同从前一样——为了听到妈妈心跳的声音。但这次不同，妈妈心跳的声音没有了。我试着闭上她的眼睑。那是上午9:24。

上帝是如此仁慈。妈妈走得很快、很平静，没有任何挣扎。那天是2011年5月31日。

我们在精神和感情上为妈妈生命终点将至做了准备。我们一步一步地走过这段旅程，每一个决定都不是轻易做的。死亡是生命的组成部分。我们信任现代医学，我们坚信应该尽全力去帮助别人。有时这个信念就意味着允许别人死去。

* * *

沙特尔沃思家是有勇气的一家人。她们向我们展示了，对亲人深切的关怀和爱可以通过拒绝和停止一些医疗技术手段来表达。因为这些措施只是延长了死亡的过程。

让我们回顾一遍他们作为医护决定代理人所做过的决定。当晚期肿瘤最初被发现时，妈妈已经失智了，沙特尔沃思一家做出了如下决定。

接受了：

◎ 静脉用药

◎ 静脉补液

◎ 抗生素

拒绝了：

◎ 化疗

◎ 心肺复苏（他们签了 DNR）

停止了：

◎ 不利于患者舒适度的药物（他们要求停掉抗阿尔茨海默病和抗高血压的药物）

后来妈妈病情更严重时，医护决定代理人要做出的选择就更艰难了，沙特尔沃思一家的决定如下。

拒绝了：

◎ 静脉补液

◎ 抗生素

◎ 胃肠饲管插管术（为了补充营养）

最后拒绝了：

◎ 食物和水（否则妈妈会死于吞咽困难引起的食物误吸，甚至窒息）

请不要低估作出这些决定时的巨大痛苦。请不要低估她们对母亲 / 外婆的大爱。我认为正是她们的一系列决定反映了她们的爱。

爱一个人不表示你有责任动用所有的医学干预措施去延长这个人的生命。实际上，深爱一个人可能意味着你应该尽量让他感觉舒适安宁——并且放手让他上路。

下面列出一些可以不用、撤除或拒绝的医学干预措施（你可以在要的上面画圈，在不要的上面打叉。如果你不确定，就什么标记都不做。如果你想试用一段时间，就在那一项边上写“试用”）。与你的家人、医生、护士、医护决定代理人分享并讨论这个清单。可以把这个单子加入你的生前预嘱，也可以用它来帮你完成个人评估量表（见第二十章）。你的医生也可以将这张清单作为指导，来为你完成 DNR 或 POLST 文件。这个清单可以在网站 OKtoDie.com 的“资源”栏中找到。建议你所有的成年亲属都考虑并完成这个清单。

◎ 心肺复苏（CPR）

◎ 气管插管和机械通气（呼吸）

◎ 通过管饲进行人工营养

◎ 通过静脉进行人工补液

◎ 输血

◎ 透析：肾正在衰竭或已经衰竭

◎ 手术

◎ 抗生素

◎ 植入的心脏自动除颤机、心脏起搏器和心室助力器械

◎ 任何不直接提高舒适度的药物

◎ 入住重症监护病房

◎ 未来与增加舒适、缓解症状无关的住院治疗

第七章

父亲本不该做的那个手术

克里斯蒂安·墨菲

我父亲是一个牙医，在海军服役20多年。他极热衷于打高尔夫球和钻研家谱。领养我和妹妹时他年龄比较大了，所以有很多时间来陪伴我们，支持我们做感兴趣的事，如打高尔夫球、少儿棒球等。我实在想不出谁家的父亲能与孩子们共度更多的时光了。他喜欢户外活动和旅行，从不说粗话，不抽烟、不喝酒。他瘦瘦的，从不多吃。总之，他身体很好——至少我们一直这么认为。

坏消息好像总是在深夜到来。半夜，我母亲从他们度假的地方打来电话。父亲刚刚发生了大面积的心肌梗死。当时他情况稳定，但是还在进行更多的检查。母亲告诉我，医护人员说父亲需要接受更多详细的检查，而且可能需要手术。当时的问题是，急救飞机是把父亲运到圣地亚哥我父母家附近，还是就近飞往当地最近的大医院。我们决定将父亲送到就近的医院，因为那里做心脏手术的口碑很好。莫妮卡和我安排赶下一个航班飞过去。莫妮卡当时是医学院二年级的学生。

与父亲的胸外科主管大夫谈话之后，我们需要做一个决定：是做心脏血管搭桥手术（父亲心脏上有一根血管阻塞了，另外有两根血管血流很有限），还是不做手术，只给药物维持。只用药不做手术的缺点是，医生估计他大概只有1年的生存期；如果选择手术而且手术成功的话，他应该至少还有4～6年的时间。虽然他已经88岁了，但他被认为是很好的手术候选人，因为他不抽烟、不喝酒、不肥胖。与父亲讨论了两种选择之后，我们都同意接受手术。我私下去找医生，请他跟我说实话，父亲到底能不能挺过这个手术。医生说他挺过这个手术的概率为50%。50%这个数字实在不漂亮，但我们知道不做手术的后果是什么。于是，手术日期安排好了，我自己私下里做了最坏的准备。

我的预想是他可能下不了手术台，因此，如果他活着下了手术台，那就是巨大的胜利了。我没跟母亲提起医生说的父亲生还的概率，因为我想她已经够担惊受怕的了。我们等啊等啊，希望最好的结果能发生。医生终于从手术室出来了，说手术顺利，爸爸挺过来了，应该会恢复得很好。我们都松了一口气。我觉得我们掷了骰子，而且赢了……或者说我原以为是这样。

手术后，患者被送进外科重症监护病房。在这里，他们被严密监护，谨防手术后的并发症。从一开始父亲就有麻烦。手术时他做了气管插管，由呼吸机代替他呼吸。术后，他意识恢复之后的一大目标就是去掉插管，由他自主呼吸。但没有成功，他不能自主呼吸，管子又被重新插进气管。这是相当大的一个问题。

后来的3个月里，父亲一直在外科重症监护室。每一次给他停掉呼吸机的努力都失败了。医生说失败的原因大概就是他的年龄。有一次一位高年资医生建议我们接受现实，也就是说父亲大概要一直依靠人工通气来呼吸，我们应该考虑所有的选择。我在长途电话上直接问他是不是在建议选择“拔插销”（呼吸机一旦断电，依靠机械通气的人就会因停止呼吸而死亡）。他说这确实是一个选项。我很震惊。我告诉他，我认为父亲需要一些呼吸理疗锻炼来加强他的呼吸，而不是放弃——“拔插销”！

终于，在挺过了感染、积液和各种长期住院引起的并发症之后，父亲重获自主呼吸的能力，转到他家附近的医院。我们在收到医院的完整病历时发现，原来在心脏手术时，父亲的横膈肌肉曾部分瘫痪。这个手术并发症是手术后好几个月医生才诊断出来的。那位高年资医生建议我们考虑“拔插销”时，还不知道父亲有这个手术并发症。

父亲生命的最后13个月是在医院里或者家里的病床上度过的。在这期间他忍受了手术、医疗处理、各种治疗以及各种诊断性检查（X线、磁共振检查等）。他的营养来自饲管，他也不能自主如厕。总之，在这段时间里他完全是个住院患者。在家里时他完全卧床，若是离开了家，就是去医院治疗种种感染。在那13个月的末期，父亲完全恢复了自主呼吸，能够自己吞咽正常饮食，还可以自己走动、说话。这是漫长的1年零1个月。

就在他恢复了功能和几乎正常的生活时，大面积的脑卒中又发生了。这次生病给他的创伤很大，我们知道这次他恢复不过来了。

一星期后他去世了。

不用说，我感觉糟透了。我可怜的母亲照顾了父亲这么多个月。我父亲不曾抱怨，默默忍受了几乎每个可能发生的手术并发症，坚持到完全恢复正常。然后呢，就在我们都以为他终于渡过了所有难关时，脑卒中夺去了他的生命。

这 13 个月中有 5 个月，我在自己家和加州之间来回奔波。看着父亲不动声色、坚忍地努力恢复，在几乎完全恢复正常的时刻却忽然去世，我的心都碎了。

对父亲生命的最后 13 个月，我真是愤怒极了。我埋怨自己向父亲推荐手术。我埋怨医生没能找到问题的真正原因（更生气他们在找到原因后却不告诉我们）。我说过，我认为“上帝对父亲不公平”。父亲一生自律，爱护他自己的身体，在生病和漫长的恢复过程中一直风度优雅。然后，就在他终于要回到健康的生活时，却被再次击倒。

经历过这一切后回头再看，这次可怕的经历促使我们有了写这样一本书的愿望。这本书是我们可以想象出的最好的正面结果，来平衡我父亲（和母亲）因为我们选择尽可能追求最强的医疗干预所承受的苦难。如果我们有机会重新来过，我们会选择手术吗？绝对不会！我们选择努力争取错了吗？不一定，但我们学到的许多经验教训应该与处于同样境地的人们分享，这样父亲才没有白受那些罪。

我们学到了什么？

我们学习到：非常高龄的人一般不应该做大手术。父亲的这个手术对于给他做手术和观察他术后恢复的医护人员来说，是很好的医学学习机会。我们一开始也以为选择做手术是最好的决定，但是母亲和父亲付出的代价太大了。我们当时的选择只有两个：用药可以让父亲有不到一年生活在衰弱状态的时光，或者是冒风险做手术，希望他术后恢复成以前的健康状态并多活几年。这第二个选项的诱惑太大了。谁不想让自己的父母回到过去的时光？谁不想“掷骰子”赢回几年的生命？

我们想传达的信息是：有的时候，尤其是高龄人群，创伤性的医学治疗是不值得做的。我现在的愿望是能拥有时光机器让我回去再做一次选择，这次我会选择非手术治疗的方向。当然另一方面，父亲也可能做了手术后没有并发症，恢复得很好，于是没有任何遗憾。我希望他的故事可以让大家知道，高龄人群做大手术是有很大风险的。我们至少应该很谨慎地考虑为延长高龄亲人的生命而努力的程度。

爱他们也许意味着接受他们处于生命末期的事实，尽量享受余下的与他们共度的时光，而不要冒险把他们生命最后的阶段变成将来一想起来就会后悔的时光。

第八章

当“请勿复苏”还不够时

——医护决定代理人、生前预嘱以及其他难题

“4量杯血？”我无意中听到分诊护士跟刚刚把福勒太太从护理院送到急诊室的急救人员的对话，忍不住打断他们。我想自己弄清楚。

“4量杯血从哪里流出来的？”我问亨利——送来福勒太太的急救员。

“护理院告诉我们说，福勒太太的房间有很难闻的味道冒出来，于是他们就去找原因，发现福勒太太的床上全是血便。他们估计有4量杯那么多，于是就打了911。福勒太太以前从未有过胃肠道出血，但她长期服用抗凝药。一路过来，她的生命体征都很稳定。还有，这是她的《请勿复苏》（DNR）文件。”亨利递给我一打纸后就出发去接下一位患者了。

当时，房间里充满了令人难以忘记的恶臭。如果你闻过一次消化道出血的味道，你的鼻子永远都会记住。我迅速地检查了DNR文件，走过去握住福勒太太的手。

“福勒太太你好，我是威廉斯医生。你病得这么重我真难过。

你有哪里疼吗？”

福勒太太攥了一下我的手，咂了咂嘴巴来回应我。她一个字都没说，只是带着笑意看着我，伸手摸摸我白大褂的翻领，像是要抚平上面的皱褶。感觉到她对我问题的反应很可爱但是不对头，我接着问：“福勒太太，你知道你在哪里吗？”

她整了整自己的病号服，那时正有一大片红色印迹越来越大，然后她把沾满了血的手搭在病床栏杆上，眼光转向诊室屋顶的灯光。

“噢，她是位失智患者。”我向护士宣告。护士向我点点头，那时她正好念到护理院送来的病历上失智诊断的那一行。“好，我们来帮她洗洗干净吧。”我说道，也相当于同时下了医嘱。她明显有严重的直肠出血，我开始检查，寻找原因。

虽然就在我做检查时她又排了一次大量血便，但她的生命体征一直保持稳定。福勒太太看上去状态良好，表情愉快。我下了医嘱，给她插了两个常规的大口径静脉输液管，并且送血样检查她的血型，以备后续从医院血库找到她可以用的血源。很明显她迟早要输血。她的病历里没有清楚地写明她接受还是拒绝输血，她仅仅有签好的 DNR 文件，而“请勿复苏”不等于“请勿治疗”。DNR 仅仅是要求我在患者不能呼吸时不要接上呼吸机，在心脏停搏时不要电击或按压胸部。

我知道这是一个正在不断变化的急症，福勒太太目前的稳定状况是勉强维持的，并不可靠。我让护士给她的家人和医护决定代理人打电话，要他们来急诊室。

15 分钟以后，我接到化验室的电话，报告说福勒太太的血细胞计数已经低到了危重的水平。这时一大群人来到福勒太太的病房门口，又一波熟悉的血便恶臭味飘出她的房间，在走廊里弥漫。我让秘书从血库要血，呼叫值班的专科医生，然后去见家属们。

我自我介绍后，长子约翰自我介绍说他是福勒太太的医护决定代理或授权委托人。家人围过来听我解释。

“她服用的抗凝药可能使她肠胃道里的一个小出血点演变成胃肠道大出血。我刚刚要了血液制品给她输血，你同意吗？”虽然我向约翰提出这个问题，但一大圈人都在点头表示同意。

“现在这个情形有点复杂。”我继续解释，“她的病历里有签好的 DNR 文件，但她还有其他在失智之前签好的文件吗，例如生前预嘱？”

“没有，”约翰回答，“她只是说过不要做植物人。”

“威廉斯医生，”护士打断我们，“她的血压和血氧掉下来了！”

我快步走进诊室，一大家子人紧跟着我。福勒太太不再是几分钟前那个看上去很不错、糊涂但可爱的样子。她歪向一边，面色苍白，没有反应，呼吸浅快，明显呈不稳定状态。急救团队常规进入了应急状态：高流量供氧，静脉点滴流量调节到最大，同时改变患者体位。血送到了，我们开始给她紧急输血。我让家属围近福勒太太的床边。

“这正是我要问你的问题，约翰，也是问题复杂的地方。她的情况变化很突然。我可以持续给她输血，专科医生也在赶来的路上。但是如果我不给她插上呼吸机，不给她在颈部大静脉里插管输液的话，她很可能在专家到达之前就故去了……我知道这很突然，你们都被吓到了，但是如果我们尊重她的DNR要求，就不应该给她上呼吸机。我可以保证无论如何我都会让她舒适、无痛苦。而另一方面，如果给她上了呼吸机，在颈部大静脉里开始输液，则情况可以被稳定，胃肠道里的出血有可能通过手术止住。虽然不能保证，但确实存在很小的可能性，她能挺过这一关，回到她在护理院的状态。她也可能恢复不到那种状态，需要一直依靠呼吸机。”

“约翰，”我看着他颤抖的脸，“你是她的儿子和医护决定代理人，你最了解她。我需要你想一想，她会为自己做出怎样的选择？”我们两人都看了一眼福勒太太苍白、面无表情的脸。

我看到的是一位可爱的失智老人，平稳地滑进了生命的最终阶段，但是在没有什么征兆的情况下，突然要死了。我受的训练是要与死亡做斗争，但是我的内心知道我们都终有一死，然而对于家人来说，无论什么时刻，好像都不是一个放手的“好”时刻。这次状况的突发性和潜在的可逆性让约翰很难做出决定。

约翰看到的是他的妈妈，关心照顾了他多年的妈妈。在最近的这几年，约翰一直在照顾她。这不是他想象中母亲去世时的景象。他希望那个情形缓和而平静，而不像现在这样，站在拥挤嘈杂、充满血腥气味的急诊室里。但是福勒太太自己想要什么呢？护理院的日子值得回去吗？那样的日子对她来说算“植物人”吗？约翰不知道，但他知道现在的情形不是想象中他所要的她去世时的情形。

“医生，尽一切力量把她救回来。”约翰的一句话，她的DNR指令被撤销了。

“我需要请大家出去，才可以开始这些措施。”我领他们走到帘子外面，专门协助危重患者家属的医护代表在等着他们。

我回到床前，呼吸管怎么也插不进她的喉咙。她的气道有点儿复杂，正当我打算在她的颈部前方切口来插呼吸管时，有位医生过来帮我。我们合力一起把呼吸管顺喉咙插进气管，从而不必在她的脖子上做切口。她的家人都被告知了这些细节。

然后，我在她左侧锁骨下插了一个大静脉输液管，这样可以更快地把血制品输入她的心脏。最后，我们经由她的鼻孔向胃里插进一个吸管，来清除她胃里积累的出血或分泌物。

正在这时，胃肠专科医生赶到了。他与家属沟通之后，将患者推走去做内镜治疗……

……我写下这些文字时是她的DNR指令被撤销4天之后。我刚刚与她的医生通了电话。她的胃肠道出血止住了，但是肺部充满了液体，正在衰竭。她仍在依靠机械维持生命。遗憾的是，她的家人现在因是否给她停止呼吸机而分成了两派。

最终，问题还是没有答案。如果福勒太太在头脑清醒时有能力看到自己的未来，她会为了有机会回到常态下愉快的失智状态而撤销 DNR 指令吗？或者，她是否会说“若我失智，无论在任何情况下都不要积极干预。过了 × 点，我可以随时死去”？

最令人难受的是我们永远都不会知道她的选择。

不要让这个悲剧在你或你的家人身上重演。

在你还有能力时，请为自己做好决定。只有你知道自己心底里对生命质量的要求和感受，知道自己希望怎样死去。把这些要求和感受写进前瞻性的指令文件里记录下来，以免让你的孩子们陷入被动的两难境地，也避免让你的家庭为决定你的去留而爆发内战。

有关事先声明的重要事实和建议

有 3 种法律文件都被松散地定义为“事先声明”，包括请勿复苏（DNR）的指令、生前预嘱和持久性的医护授权书。不同的州有不同的法律条文。

1. DNR：请勿复苏的指令（样例参见附录）

◎ DNR 只是意味着在你呼吸和心跳停止时，不会被施予胸部按压、电击，或被接上呼吸机，并不意味着其他医疗措施不可以利用。

◎ 若你有能力清醒地思考自己的健康状况，平衡风险和获益，那么只有你自己可以做出激活或撤销 DNR 的决定。

◎ 当你没有能力为自己做决定时，你的医护决定代理人可以激活或撤销 DNR。

◎ DNR 只有被写进州政府指定的文件里才被承认。如果你的 DNR 愿望只被写进了你的“生前预嘱”，而没有写进州政府指定的文件里并签字齐全，那么如果急救人员见到你时你正处于心跳和呼吸停止的状况，急救人员会开始做心肺复苏。

◎ 如果你住在家里，有正式的 DNR 或 POLST 文件，你应该把它放在紧急情况下容易找到的地方，比如用吸铁石吸在冰箱的门上。最好在钱包或皮夹子里放一个备份。

2. 生前预嘱

◎ 生前预嘱是一个法律性文件，记录了如果进入疾病晚期或长期的植物人状态，你自己希望获得和拒绝的医疗手段。医生和（或）你的医护决定代理人可以通过这个文件来了解你对生命终期的愿望。这类前瞻性的指令文件每个州都不一样。

◎ 这个文件要写得很详细，必须包括你要求采用还是拒绝生命支持手段，包括药物、器械、医学处理方式等可以维持你的生命而不能治疗你所患疾病的医学技术。

◎ 它应该包括当你不能自主进食或在别人喂饭时不能吞咽的情况下，你是否希望通过静脉输液摄入营养，或者通过胃肠插管获得饮食而维持生命。

◎ 我鼓励你利用第二十章中的个人自我评估量表（PSAS）来厘

清自己的愿望，起草“生前预嘱”。可以访问网站 OKtoDie.com，在“资源”栏下载一份免费表格。

◎ 你的“生前预嘱”应该放在易于拿到的地方，每次去见任何医生时都应该带在身上。

3. 持久性的授权委托书：选择一位医护决定代理人

◎《持久性的医护决定授权委托书》记载了你选择谁作为代理人，在你没有自主能力时为你做出医护决定。我们建议你按联系的顺序列出 3 个人。如果你的第一代理人联系不上，那么第二、第三代理人可以依次被联系。

◎ 你的医护决定代理人应该有你最新版的生前预嘱文件。

◎ 你的医生应该有你所有医护决定代理人的联系方式。

◎ 警告：如果你没有自己指定的医护决定代理人，在有些情况下法律规定的监护人可能会来为你做决定。

你怎样选择和培养你的医护决定代理人？

A．请考虑下面这些因素：

- 他有任何医学知识吗？
- 他是否愿意把你的需求和愿望放在他自己的需求和愿望之上？
- 你信任他吗？
- 你的家人信任他吗？
- 他有领袖才能和决策能力吗？
- 你能把你的亲人托付给他吗？

B．我们建议你与你的医护决定代理人讨论下列问题：

- 告诉他你目前的健康状况和生活质量的大概水平，可参考 PSAS 作为指导。
- 告诉他你对疾病、死亡和死亡过程的感想。
- 怎样的生活自理程度对你来说很重要？
- 什么水平的精神和智力活动对你来说很重要？

C．以 PSAS 为参考，与你的医护决定代理人讨论，在什么阶段之后你会拒绝如下的医学干预：

- 手术
- 肾衰竭时透析
- 人工营养的管饲
- 输血

- 急症入院治疗
- 静脉补液
- 抗生素治疗
- 心肺复苏或人工生命支持

D. 讨论你的灵魂生活以及由它而来的对重病和死亡的态度与选择。

- 讨论在重病、濒死或死亡时，或者葬礼上，你希望有哪些宗教或灵性方面的祈祷、仪式等。
- 描述哪些事情在你将逝时对你而言很重要。下面这个清单只是一个例子，你要列出你自己的需求。
  —希望适当地止痛和控制症状（临终关怀）。
  —希望在哪里去世。
  —希望有哪些亲人或朋友陪伴。
  —希望有什么食物、饮料（虽然在那时你可能完全没有进食的愿望）、花、气味、图画、景色。
  —希望听到什么音乐或令人安宁的声音。
- 决定你是否愿意死后捐献你身体的任何部分，例如捐出你的身体供医学研究或作为器官移植的供体。
- 告诉你的医护决定代理人，你是否已经与你的其他家庭成员和医生讨论过这些问题。（如果还没有，请尽快去做。）若你想请其他家庭成员也参与你的医护决策过程，请你指定人选并告诉他们。

第九章

提前计划
——一个成功的故事

克里斯蒂安·墨菲

最近我见到一位与我有25年交情的老朋友。我本来是约好请他和他太太出去吃午餐的。但是，还没到预定吃饭的日子，他太太就住院了。他太太情况不好有很多年了，我一直担心有一天她的情况会糟糕到必须住院。当见到老友时，我们一起开车去探望他太太。

在病房里，她极度衰弱的样子让我吃了一惊。她的精神也有点错乱，这在重病患者身上很常见。我自己虽然不是医生，但是与一名医生结婚14年也多少让我学到些常识。朋友给我描述了所有做过的检查和结果。到现在，医生也不能给出一个确切的诊断，也没能判断她的预后。很清楚的是，如果她的状况继续这样发展下去，他们可能不得不给她人工补液、补营养，甚至可能用人工呼吸机支持生命。有些情况下，患者会因为患有数个难以诊断的疾病而丧失精力、体力，以及活下去的愿望，从而只能靠人工营养和机械呼吸维持生命，直到死去。

当我们碰巧遇上了主管医生时，我质问他为什么还没有诊断。

他说在某些情况下是没有办法得出准确诊断的，同时他也没有排除在潜意识里有什么因素在影响她活下去的愿望。医生承诺他会利用所有的诊断设备和方法不断努力。我的朋友非常焦虑，我告诉他我会回家请教我太太，问她有什么看法。急诊科医生总是在为任何情况做准备，所以他们是请教任何医学问题的最佳人选。

午饭时间到了。不必说，气氛很沉闷、很难过。眼看着我认识了多年的朋友的太太情况这么糟糕，也不知道患的是什么病，而且明显地在向不好的方向发展，我不知道跟他说些什么。我当时正在开始酝酿这本书的概念和大纲，所以生命终期的问题一直在我脑海里萦绕。我决定问问他，他们是否曾经讨论过他太太对自己生命终期安排的愿望。在她不断衰弱的进程中，在什么情况下她会愿意接受人工生命支持？我从来没有问过任何朋友这种问题。我曾简短地与我父母讨论过这方面的事情，与我太太和妹妹讨论过我母亲的状况，但那都是在家庭内部。现在我要调整自己，询问我的好友是否已经准备好了做这些生死决定。我希望他知道她要什么，而我最希望的是他们已经把文件都签好了。

我是那种不接受“不”这种答案的人，所以在开车去饭店的路上，我建议他去寻找第二个或第三个医学建议，并且鼓励他不断地要求医生做出诊断和治疗方案。

在饭店点好菜后，对话还是围绕着他太太漫长的疾病发展史。我觉得是时候提起那“可怕”的话题了。神奇的是，就在我要开始问“你们俩是否讨论过，若你们中的一个需要人工生命支持时要怎么办”的瞬间，我的朋友举起一只手打断了我。

“我们俩已经讨论过这些事了，我们都不想要这种医学干预手段。文件都签好了，不必为此担心。”我松了一口气！我暗地里使了半天劲，想提起关于配偶最难做出的生死抉择的话题，而人家已经讨论过，并得到了共识：生命终期不要人工维持生命。

我告诉朋友，我刚才在怎么给自己打气来问他这个问题，现在得知他们已经讨论过并做出了决定，我又是何等地轻松！在你不得不做决定以前，你就清楚地知道你配偶的愿望，这会让人心里多么宽慰。我的朋友对很早以前就做好的决定是安心的，我也是。

谢天谢地，朋友的太太慢慢恢复了。最后也没获得任何诊断。最重要的是，他们曾详细地讨论并得出共识，但这次朋友不必为太太做那个生死决定。

第十章

“安然告别”

——认识到死亡将至及在最后时刻的放手

这本书写到一半时，我意识到我自己的奶奶已经表现出去世前几个月会出现的症状（我在这一章的结尾列出了这些生命终期常见的症状）。

她最近常常生病，每次都恢复得不好，并且开始对每天的日常生活不再感兴趣，对她曾经最喜欢的食物也不再有食欲，睡得越来越多。意识到这一点后，我赶紧去看望她，准备与她讨论生前预嘱、医护决定代理人等事宜。就在开车去她家的路上，我接到下面这个电话。

“她在找你。”我堂妹在电话里说。

“甘甘（我们家里都这么叫奶奶）20分钟前摔倒了，她按了紧急呼叫钮，所以我们赶到她家扶她起来。她看上去还可以，就是急着要找你。”堂妹解释道。

“告诉她，我还有30分钟就到了。她真是‘还可以’吗？”我问。

“是的，看上去不错，就是前额磕了一个包，除此之外她行为挺正常的。”堂妹宽慰我。

“我尽快赶到。”

15 分钟后我又接到了一个电话：“我打了 911 急救电话，甘甘在地上不省人事了！”

我开了紧急信号灯开始超速行驶，赶在急救车前到了奶奶家。我抓起不上班时都是放在车里的听诊器，冲进她家门。

“她醒来了！”我进门看到她时松了一口气，但我很快意识到甘甘与平时不太一样。她被移到靠椅上躺着，手脚冰凉，面色苍白，冒虚汗，眼睛困惑地大张着，我从来没见过她这样。她说话慢而口齿不清。

“我没事，莫妮卡，我不要去医院。”

我跪在她身边迅速地检查了一下。她知道她是谁、在哪里，可以听从我的指令活动她的双手和双脚。但是，一切都很不对劲。她因腹痛在过去 1 个月里住了两次医院，我们怎么也找不出能解释她病症的确切诊断。此外，她开始掉体重。我感觉到她走进了通向死亡的下行通道。但是，在这之前，她身上从来没有发生过这样紧急、这样严重的事件。我还没有跟她讨论过人在面对自己生命终点时应该探讨的问题。突然间，我发现自己正处在我所描写的那些故事的场景里。我正是那个不知道该做什么、毫无准备的家人！

“甘甘，”我说，“你身体里有什么地方出了问题，我们得送你去做检查，这样才知道怎么帮你。”我握着她冰冷潮湿的手。

“若是上帝要我去，我随时都可以上路。”虽然她口齿不清，但还是努力说出了这句话。“我不要去医院。”

我抬头看着陆陆续续挤满了房间的孩子们、孙子孙女们、邻居们，大家都神情紧张地望着我们。我听到急救车渐近的警报声，它在门口的车道停下。我弯下身对着她的耳朵小声说：

“甘甘，若是这里只有你和我，如果你不想去医院，我不会强求你去。可是现在房间里这些人都被吓到了。我知道你在寿数将尽时不在乎死，可这一屋子人都不能接受你在家里这么突然地死去。我们去医院吧。我陪你去，我保证尽早接你回家。”

“我不必在医院待很久吗？”她问。

“我保证。”我抱抱她，面对刚从前门冲进来的急救人员赶紧站起身子。

“你们好，我是她的孙女，急诊科医生。她刚刚短暂丧失神志，晕倒了一次，有点口齿不清，可能有脑血管意外。我陪她上急救车。”

在他们开始给奶奶接上监护仪，做心电图，打算把她放上担架时，我开始发慌了。“若在去医院的路上她再犯一次病怎么办？没人知道她的愿望！我来这里本来就是为了跟她讨论，把她的愿望写进州政府承认的文件里去的。”我心里想，“我们必须在我们还能听懂她想要什么的时候问她这些问题。”

“在场的各位，”我在起居室里大声宣布，“我要问甘甘几个非常重要的问题，我希望你们都仔细听她的回答。”我忽然间在家人面前转变成了医生的角色。

“甘甘，我们需要知道若你的病情加重，你有什么愿望。我要问你一些难题。”

“如果你停止呼吸了，你要在气管里插上管子，接上呼吸机吗？”

她摇头说“不要”，发音笨拙。

“如果你心跳停了，你要电击吗？要用药物吗？要通过胸部按压来重新恢复心跳吗？”

“不要。”

我看了一圈儿房间。一切都显得那么不真实。我无法相信正在发生的事情。我开车跑来，原本是为了与她讨论遥远的未来可能发生的事，而不是眼前随时都可能发生的事。家人无言地站着。“大家都听清楚了吗？”我问。没人回答，但每个人都亲耳听到了她亲口说出的话。

我问急救人员：“你们能尊重她的愿望吗？”虽然我知道回答一定是“不能”。

“除非这个愿望写在州政府承认的正式 DNR 文件里，并且有她的医生的签字。”

我们坐进急救车往本地的急诊室出发，幸运的是一路上她的情况一直稳定。

20 分钟后我们到了她住处附近的急诊室。虽然这里不是我工作的医院，但急诊室的环境还是很熟悉，然而我的感觉却完全不同。我不习惯作为患者家属出现在这里。一位非常优秀而且富有同情心的急诊科医生进来自我介绍。

“你好，我是海因茨医生。”

那时奶奶的言语变得清晰易懂了，看上去几乎与正常人无异。她向医生解释说早些时候她觉得有点儿不舒服，后来发生了什么都记不清了，只记得一家人都很担心。然后她说了她的经典结论：“我想我没事。”

医生转向我，护士已经告诉他我是急诊科医生，于是我们开始了专业讨论。我们使用在医学院里学到的共同语言，讨论奶奶最近的病程，以及送她进急诊室前那个下午发生的事。我还向他讲了我下午当着全家人的面问她的问题，实际上从那一刻开始，奶奶就成为拥有“请勿复苏”（DNR）身份的患者了。

为了把她的愿望变成她病历里的正式医嘱，医生要亲自问她这些问题，亲耳听到她本人的答复——她当时头脑和语言都很清晰，可以为她自己做决定。于是医生前去询问她，她对所有复苏问题的回答仍然都是“不要”。亲耳听到了她的回答，海因茨医生在她的病历里写下了“DNR”。

这时，奶奶用一种不平常的、有穿透性的目光看着我们，说道：“如果上帝认为我可以走了，我就可以走了。”我们稍微有点紧张，被她清晰的思考震撼了，但同时也非常珍惜这份清晰。

后面那几个小时是一阵忙碌：检查，拿结果，还有轮流前来探望的家人。终于，奶奶住进了五楼的一间病房。那时已经是晚上 10 点了。我给工作单位打了电话，请一位同事替我值明天的班，我打算一直陪着奶奶。我看她的情况稳定，应该一夜平安，于是让大家向她道晚安，各自回家去。看她情况这么好，大家都同意回家，第二天再来探望。

病房里只剩下我们俩了。甘甘想要喝汤，这是她多少天来第一次有胃口。护士高兴地给她送来一碗汤，她毫不费力地喝了下去。在给她背后垫了很多枕头，让她坐靠舒服之后，我拉了把椅子坐在她床前。她看上去很清醒，所以我觉得这是个谈话的好机会。

“甘甘，我说了你都不会信，我今天开车来看你，就是为了帮你给今天发生的这种事情做准备的。你知道吗，有些你可以签字的文件，它们会告诉你的医生，当你有危重病症时医生可以做什么。另外还有一些表格，可以帮助你选择你信任的人，让他在你不能为自己做决定时代替你做医护决定。”我停了一下，“真对不起，我应该早早就跟你谈这些事。我原本没有打算过要在医院的病床边与你讨论这种事。”我解释说，心里觉得这时的整个情景都充满讽刺感。

现在这个情景恰恰就是我一直要帮助我的患者和家属避免的：在最后一瞬间，在突发紧急情况的压力下做决定。现实是，没有“方便、合适”的时间进行这种对话。一切都好时，讨论这个话题显得很不合时宜。但现在奶奶病在床上，讨论这个话题就更加让人不舒服。我猜她可以看到我脸上写着的愧疚，她说起宽慰我的话。

“莫妮卡，你做得很好了。你总在做帮我的事情，这些事听上去是我们应该做的。”我于是继续向她解释授权委托人和生前预嘱中应有的桩桩件件。

“你希望使用营养饲管吗？”

“不要。”她回答。

“若肾衰竭了，你要透析吗？”回答仍是“不要”。

她停顿了一下，有些担心地说：“你得把我刚才说的都写下来，我明天早上就签字，我现在又开始觉得不舒服了。”她声音越来越弱，呼吸变得浅而费力。我按电铃叫护士来。护士开大了氧气流量。她血压掉下来了。护士给值班医生打电话，医生在电话里开了一连串医嘱，给奶奶加上静脉点滴。加药几分钟后，奶奶感觉好了很多，血压也正常了。

“你感觉发生了什么？”我问她。

“我不知道，”她回答，“我又觉得像今天早些时候那样不舒服。”她指的是在我开车去她家路上时，她在家里晕倒的事。

虽然我对她的状况越来越担忧，但还是决定先关掉我的“医生大脑”，不忙着分析她身体内部正在发生的病理生理变化，而是专心地关注她，关注我们两个人的当下。多年照顾危重患者的经验告诉我，千万不能不经意地挥霍浪费掉回头看时是“宝贵但丢掉了”的时光。所以这时，我在自己心底里搜寻我想告诉她的话，以及我需要说出来的事。在我们俩之间不需要说“对不起”或“我原谅你”，因为我们之间少有的一些矛盾都是小事，而且都是刚发生就解决了。我们两个人的关系是建立在互爱和感激之上的。在我小的时候，她帮助支持我和我们家；现在她老了，我帮助支持她。

“甘甘，你知道我爱你，我非常感激你为我做了那么多。”我们握着彼此的手。

“我也爱你，莫妮卡。”她回答。

又一波急促的呼吸开始了，我又呼叫了护士。我的“医生大脑”再次开始全力运转。我的所有内部警报都拉响了。奶奶的状况急转直下，血压又掉下来了。护士给她的家庭医生打电话，医生加了几种药，并且问我们是否要去重症监护病房。作为医生，作为她的孙女，我只想说“要去”。但是我决定问奶奶，问她要不要去。因为如果她思维清晰（她当时很清醒），这个决定应该最终由她来做，而不是我。当我问她时，她回答：“不去，我要在这里和你在一起。”我的心开始绞痛，我感觉到她在选择自己前行的路，我们俩都知道那条路通向哪里。

新的静脉输液开始几分钟后她的血压就稳定了。我给姑姑打电话，她是奶奶医护决定代理人的第一人选（我是排在姑姑后面的第二代理人）。

“朱迪姑姑，我想你应该回到医院，她情况不好。”我简短地报告了现在的状况。

感觉到我声调里的急迫感，她说：“我马上出发，尽快赶到。”

病房里，护士们来抽血做更多的化验，又用导管收集了膀胱中的尿样。我决定留在走廊里给亲戚们打电话，包括在其他州的亲戚们。

“仅今晚，这样的眩晕症状已经发生了3次，这很令人担忧。”电话里我向每一位亲属解释她快速发展的病程。我也告诉他们奶奶现在靠静脉药物滴注维持血压，而且她已经拒绝进重症监护室。“这意味着如果她的病情一直按照这样的速度发展，我们很快就没有什么治疗手段可以选择了。”

突然间，她的病房门被推开，一位面色苍白的护士拼命向我招手让我进去。“啊，不！”我向话筒里喊道，然后挂断了当时正在跟父亲的通话。在我冲进病房那一瞬间，我同时注意到奶奶微弱的呼吸、苍白瘫软的身体，以及护士伸向“急救”按钮的手。

“不要！”我大声喊着，左手抱着奶奶的头，右手在她的股动脉上寻找脉搏。“她不要急救，她是 DNR（请勿复苏）！”我开始无法控制地剧烈抽泣。“氧气开大，静点[1]加速！”我命令护士，虽然在这个医院我不应该下任何医嘱。

我感觉到自己的心正在医生和孙女这两个角色之间撕裂。护士轻声说“我很为你难过”。

我对护士哭喊着：“虽然我什么都知道，但还是这么难！”眼泪让我几乎看不到奶奶，但我像母亲抱着一个受了惊吓的婴儿那样紧紧抱着她。我找不到脉搏，她又费力地深吸了一口气，努力呼吸。“不可能发生得如此之快！”我感到自己头脑发蒙。巨大的痛苦向我袭来，我流着眼泪哽咽地在她耳边说：“我爱你，甘甘。你若愿意就上路吧。我会永远爱你。谢谢你为我们做的一切。我爱你……我爱你……”忽然她深吸一口气，声音像从千里之外飘来，她慢慢地轻声说：“我……也……爱……你。”

这让我知道她还可以听到我说话，于是我向她重复着：“我好爱

[1] 译者注：即静脉滴注。

你！如果你的时间到了，就上路吧。我就在这儿，陪着你……”

她又比较有力地吸了一口气，稍大点声说：“好。”她的眼睛里还是那种无神地盯着远方什么未知地方的眼神，她又深呼吸了一次……我摸到了一次脉搏！

床边的电话响了。我摸脉搏的右手伸过去接电话，是朱迪姑姑，她说再有 5 分钟就到了。

“快快快，她就要走了！”我说完放下电话，又去找她的脉搏。她的脉搏越来越强，呼吸越来越深、越来越规律。这时，由呼吸治疗技师和重症监护护士组成的医院应急团队赶到了。我给他们讲了情况，奶奶伸手找我的手，开始对四周感兴趣。应急团队调整了药物和液体。奶奶对外界有了反应，这时朱迪姑姑到了。

“我的上帝呀！她还好吗？”

这时候奶奶已经完全清醒了，但是虚弱而气短。她虚弱地对朱迪姑姑说出“我还好”，抱怨身上被应急团队抽血的地方疼。

很快又有几位家人赶到了。虽然刚刚发生了那么多事，但奶奶看上去还不错。她的血压升上来了，坐起来开始说话。除了我、护士，可能还有奶奶自己，没有人知道刚才的秘密。她刚刚差点死了。

安静一些时，我问她记得发生了什么事吗，她回答说“不记得”。

虚弱地跟我们聊了几个小时之后，她让大家都回家去。只有几个人听从了她。在他们说过再见走到走廊里时，我召开了一个家庭会。

“你们知道吗，她几乎死了，而且同样的事情很可能再次发生。

我猜昨晚她在家时发生的是同样的事。她变得越来越弱，用来维持她血压的药越用越多。很快，在普通病房可以用的药都会达到最大允许剂量。她不想去重症监护病房。坦白地说，到了现在这个时刻，我也不想让她去重症监护病房（ICU）。她知道自己不要人工维持生命，如果她去了ICU，除了探视时间，我们谁都不能去陪她。我不想把她一个人孤零零地留在ICU，因为我觉得她的时间快到了。她想与我们在一起，不想被接在机器上。你们大家都同意吗？”

等了好一阵子，每个人都难过地点了点头。

回到病房，我们3个人守夜：我、朱迪姑姑和查尔斯叔叔。我们轮流握着她的手，抚顺她的头发，轻声与她讲话。慢慢地，她的状态变了。我开始辨认出在临终关怀杂志上讨论的那些独特的、死亡进行中的迹象。随着时间的推移，她的呼吸越来越短促，越来越不规律。她的肺里逐渐充满了液体，我们坐在她身边都可以通过她的呼吸听出来。她开始躁动，我们不停地重新摆放她的枕头，帮她坐直一些。她的语言越来越含糊不清，越来越难懂。她的手脚越来越凉，但是她没说哪里不舒服。确实，自午夜之后，她浑身哪里都不疼。这是多少年来第一次。

忽然间，大约早上5:30左右，她不再与我们说话了。她两眼又朝上看着一个什么我们看不到的地方，就像早些时候我见过的那样。我们再次给亲人们打电话叫他们来。这次不再说什么概率、诊断之类的事。我简单地说道：“她正在离开我们。请快来。”

她嘴巴张着，费力地呼吸。高流量氧气一直开着。她朝上注视的瞳孔一会儿大一会儿小。我们轮流握着她的两只手，轻声说着爱和平安的字眼。我们不掩饰哭泣，用爱的眼泪沐浴着她。我们对她说出感激的话和承诺：“我们在这陪着你。我们爱你。不要怕。你若愿意就上路吧，你可以去陪你（过世）的姐姐了。谢谢你照顾我们，现在我们来照顾你……”

然后，她的胳膊和手都僵直了。她紧紧地攥着我们的手，虽然她没有其他有目的的肢体运动。她的皮肤变得发蓝，胸前的皮肤出现花斑纹，这些都是进行性死亡的征兆，终点不远了。过去3小时里，她的升压药一直维持在普通病房里可用的最大剂量，但她还是要离我们而去了。

更多的家人赶到了。这时，奶奶的身体开始放松，呼吸变慢。她身边围绕着的是最爱她的人。我向病房里的人们解释：“这些静脉滴注的液体和药物只是在维持她身体的存活。现在，她不可能再回来了。”我们都同意停止支持性的措施。我按钮呼叫护士，告诉她我们的愿望。值班医生进来时，我两眼红肿，正握着奶奶这时已经柔软的手。

他几乎是虔诚地走进来，站在我身边。“我真为你们难过。”他把手放在我肩上说。

“谢谢你。”我说，“她现在不受罪，我们心里很平静。我们都同意现在停掉这些药物和静脉滴注。她已经离去，我们不再需要这些了。”我指向挂着静脉滴注液体的输液架。

“你们确定吗？”医生问道，有些意外。

“我们确定。这是她想要的。无论我们是否做好了准备，她都准备好可以上路了。这是她昨天晚上告诉我们的。”

护士回来执行医嘱。所有的输液管都拔了，所有监护仪报警器的声音都关掉了。

“只有你们需要我并呼叫我时，我才会进来。”护士充满尊重地说。

又有几个家人进进出出，有人不相信这是真的，有人悲痛至极。我没离开她身边。我一生中最大的荣幸之一就是在她喘最后一口气时正握着她的手，说了我对她说的最后一句话：“我爱你，再见。”

她教给我的最后，也是最伟大的一课是：安然告别。

实际表现：距离死亡数月或数周的征兆

这个估计的时间段是一个平均数，每个人的经历可能或长或短。这些现象可能全部出现，也可能只出现少数几个。

◎ 越来越烦躁不安，糊涂，躁动，什么姿势都不舒服，要求不断地改变体位（常常使家人或看护者精疲力尽）。

◎ 不再积极参与社交活动，对个人的兴趣爱好不再追求。

◎ 睡眠时间延长或无精打采。

◎ 恶心，对饮食都不再感兴趣。

◎ 呼吸模式变化。

◎ 声称看到了已经去世的人，或是与已经去世的人聊天对话。

◎ 想通过文件的形式，或同家人和朋友一起安排“没有安排好的事”或完成“没完成的任务”，可能包括分配家产和传家宝。

◎ 越来越频繁地生病，并且恢复不好。

◎ 全身或四肢水肿越来越严重。

◎ 声称知道自己要死了：

—“这是我最后一个生日了。”

—“拿着这个，我不再需要它了。”

—“向我保证，我不在了你会好好照顾我的宠物。”

—“我知道我要死了”。

实际表现：距离死亡数天或数小时的征兆（死亡进程的活跃期）

发生的顺序和时间长短不一。而且有些人可能看上去会很快死去，但又“回光返照”，比预期的大限多活了几小时甚至几天。正如洛伊丝·怀特的书《护理基础》第248页上所形容的[12]：

◎ 变得对外界刺激反应迟钝，直至进入昏迷状态，此时一切刺激都不能唤醒他们。

◎ 行为变化很大，与原先的个性大不一样，有时躁动、糊涂。

◎ 呼吸不规律，间隔时间越来越长（呼吸暂停）。

◎ 肺里积液和呼吸阻塞的声音增强，坐在身边的人可以听到。

◎ 没有能力或拒绝饮食甚至吞咽。

◎ 声称自己要死了。

◎ 大小便失禁。

◎ 嘴大张，用口呼吸。

◎ 四肢摸上去冰凉，可能声称自己手脚发麻。

◎ 身体僵硬，维持在一个体位。

◎ 血压大幅度下降。

◎ 尿色变深，尿量变少甚至完全无尿。

◎ 肤色苍白或发蓝、发紫，皮肤上出现花斑纹。

◎ 语言停止了，感觉逐渐消失，最后消失的是触觉和听觉。这就是为什么在生命终点将近时，对将逝者说话并一直保持着对他们的触摸非常重要。

（改编自Hospice Patients Alliance：www.hospice patients.org/hospic60.html）

第十一章

我们同意让妈妈走

克里斯蒂安·墨菲

我妈妈是个充满活力、外向友好的人，在加拿大萨斯喀彻温省草原上的牧场长大。她握手可有劲儿了。大萧条时，她赶上连续多年的干旱，这让她受了很多苦。她常给我们讲牧场生活的艰苦和乐趣。

妈妈总在支持鼓励她的孩子们。我们放学时，她总会在家等着我们。她在教堂、社区和我们的学校里都很活跃。她总在捍卫朋友们的利益，还帮问题少年解决住房并照顾他们。

妈妈时刻准备着提供帮助和支持，并为她相信的事情去斗争。若她认为有什么人或事对社区不利，就会反抗到底。

但那都是在她生命最后两年之前。她生命的最后两年，我们大家都认为她搬出独居大房子的时间到了。在一家助理生活中心小住之后，她从加州搬到南部来，与我们和孙辈同住。我猜她与所有的老人一样，不想放弃她的独立和隐私，但她意识到必须改变她生活方式的时刻到了。

最难的事之一就是说服她在走路时使用助步器。她用了多年拐杖，但拐杖所能提供的支撑和稳定性已经不够了。几个月过去，我们终于说服了她抑或是她自己终于承认了她需要助步器的现实。还有一个长期困扰她的问题是小便失禁，这个问题加上她不再能保持平衡和独立行走，使她变得不再活跃。随着身体活动的减少，她头脑的灵活度也逐渐下降。

终于，妈妈的短期记忆力不行了。这是个逐渐退化的过程，开始时只是轻微的，到了生命末期，她的短期记忆完全消失了。每天都是一个全新的开始，前一天的活动以及三餐全都被忘掉。这倒是一个天降的礼物。作为一个非常活跃、热爱旅行、见多识广的人，她若认识到自己当时的无能和无趣，会感到被愚弄的。

每天早上，我们和一个定时上门的护士一起帮妈妈起床。她的每日常规就是坐在沙发上看电视和吃饭。看着我生命中最重要的人甚至不知道自己一天有多少时间在看电视和打盹儿让我心安，我又因为自己有这种心安的感觉而有负罪感。眼睁睁地看着一个原来那么生机勃勃又外向的人整日坐着、坐着、还是坐着，是很令人难过的。她有时坐轮椅出门呼吸新鲜空气，但南方的气候常常对她来说不是太冷就是太热。这段时间她也常常生病。在加州独居及住在我家时，她还多次因摔倒受伤住院。她有多年难以治疗的心律不齐，这使她在生命末期出现了一次必须急诊住院的状况，其中包括呼叫了昂贵的救援直升机（很可能是联邦医保付的账单）。

妈妈越来越频繁地生病，也越来越难恢复。终于莫妮卡和我开始严肃地考虑在什么样的情况下，我们就不再送她去急诊室，而是请来临终关怀服务，“让一切顺其自然地发生”。

妈妈多年前就签好了她最基本的临终医护要求预嘱文件。我被指定为她自己没有能力做决定时的医护决定代理人。她档案里有“请勿复苏”的指令，所以如果她的心跳停止，不得有外力改变她心脏停搏的状况。但这些文件不能解决我们当时的问题，即需要给她的生活质量做一个定位。现代的医学技术可以做很多事情，但所做的这些是在延长她的“生命”，还是在延长她的“苦难”？她在“受罪”吗？

怎么才知道你的亲人是否在“受罪”？妈妈当时没有急性疼痛。她有骨质疏松，并且已处于生命的第 90 年。(在那个年纪，有谁不是这里疼那里痛呢?）幸运的是，她没有精神心理方面的病症如焦虑或抑郁。由于短期记忆丧失，每一天对她来说都是一个全新的开始，她对自己很有限的生活内容没什么不满或抱怨。所以说，她在受罪吗？倒也没有。但是作为照料她的人和她的医护决定代理人，我必须站在她的角度上为她着想。我是她的第一道和最后一道防线，一切决定都得由我做。

我为将至的下一个决策点做准备时有一个优势，就是我太太莫妮卡。我爸爸妈妈都很喜欢她。如果说我做的事里有一件事是我爸爸妈妈都完全赞同的，那就是我与莫妮卡结婚这件事。我知道莫妮卡像我一样爱我的父母。在照料我妈妈这件事上，她的言行中从来没有表现出过沮丧和焦虑。另外，莫妮卡和我是真正的灵魂伴侣。我们的想法相似，有同样的价值观，而且我们的好恶一致。所以，我知道她的意见和决定是基于与我相同的价值观、信仰以及其他因素。而且她是医生，她学习过，接受过培训，也经历过许多生死决定，对高龄人群的老年医学问题有深刻的认识。每一次她出门去上班，都是去面对这样的难题。

那些妻子或丈夫不是医生的人们，或者家里没有人从医的人们，我知道你们不能像我一样有便利可及的医学信息。在亲人面对生命终点时，每一个家庭都想得到并理解这些信息。我希望这本书能帮助大家理解。我只是非常幸运，在“家庭编制”里就有一位医生。

那时我们已经结婚近十年了，妈妈也已经搬来我家一起住了近一年。莫妮卡有机会了解她的个性、价值观、感受和好恶，听过她的故事，也体验过她与孙辈的互动。那时，莫妮卡已经非常了解我妈妈了。

虽然我们没有与妈妈仔细讨论过她生命终期的愿望，但我们可以感觉到在什么情况下她会希望我们“放手让她走”。我们认为这本书需要被写出来的原因之一，就是要鼓励高龄的父母与他们的孩子和孙辈讨论这些问题，只有这样，晚辈才能真正知道父母、祖父母在生命终期想要及不想要的医护手段和干预程度。

妈妈去世前几个月时，我们差一点就要决定，如果她再次生重病，我们就启动程序，让她在临终关怀服务的照料下去世。那时她正越来越频繁地生越来越重的病，频繁看医生，多次为治病和理疗住院。

幸运的是，我们不必为妈妈做那个终极的决定。

在妈妈去世之前的 7 周，她因病住院。她的主治医生认为，在她病情稳定之后应该转去养护机构。那时我们正要搬到我们在乡下的房子，所以我们搬家时妈妈被转到离家不远的长期护理机构。在那里，她的病症暂时消失了，一般情况有所改善。那时助步器也帮不了她，所以她不再走路，只坐轮椅。再后来，因为血液循环不良，她坐上了一个能使腿部抬高、身体后倾的轮椅，这就是她最后的状况。

终　曲

有天夜里 11 点，我太太从城里离她上班的医院很近的住所给我打电话（距离我家超过 70 英里[①]）。她在电话里说她出门上班时摔倒了，头撞在门框上流血不止。我可以听出她思维不太清晰，我让她赶紧挂掉我们的通话，给 911 打电话求助。她说她已经在去医院的路上了，而且是自己亲自开车！我责备她不应该带着伤还驾驶，但医生们好像都认为自己是超人。我告诉她我马上开车进城去急诊室见她。然后我赶紧给保姆打电话，她同意马上过来陪我的 3 个孩子，这样我才能开车上路。

我在路上开了 20 分钟时莫妮卡打来电话，说护理院的护士给她打电话说妈妈呼吸困难。莫妮卡觉得这次可能是“最后的时刻”

[①] 译者注：约 113 千米。

到了。我说我会马上给护士回电话。我一边给护士打电话一边奇怪为什么护士会第一个打电话给莫妮卡。莫妮卡的手机号码是排在家里座机和我的手机之后第三位的家属联系号码。在乡下手机信号时有时无，我猜这就是为什么我没先接到妈妈的护士打来的电话。

电话接去护理站，护士向我报告了妈妈当时的状态。我被告知她现在呼吸相当困难，但又找不到原因。他们想让妈妈吸氧，但被她拒绝了。她要护士们“停止折磨”她，让她自己一个人待着，因为“她的时间到了”。我很吃惊。妈妈那时有个症状叫“日落症”，就是太阳一落山，她的精神和交流活动就停止了。我们大多会赶在傍晚之前去看她，很少在天黑之后。所以她午夜时还在说话是很不寻常的。我感觉她的头脑异常清醒。她的要求也很明确。

护理院护士问我要不要打电话叫救护车，我只短短停顿了一下就告诉她“不要”。我简短地想了一下，又跟护士说不要送妈妈去医院，请她与护理院的值班医生联系，要求开一些让妈妈放松和舒适的药物。护士说她听到了我的要求，并且会照做。我可以从她声音里听出她也松了一口气。我猜在她的常规工作中，她见过许多家庭不考虑对将逝者的影响，而只选择与不可抵抗的自然搏斗，她对此可能持保留意见。

我告诉护士我太太刚刚受伤，我会先去急诊室把她安顿好，然后会马上掉头去妈妈所在的护理院。如果妈妈情况有任何变化，请她随时打电话给我。挂断电话后，我心里有一点点放松和解脱的感觉，这种感觉让我自己感到很奇怪。我这时应该觉得极度不安呀，我正在面对那个“太太和母亲同时落水先救哪一个”的经典困境。我太太刚刚摔得很重，头部在流血，意识有点不清楚。我不知道她的颅腔或大脑内部是否有出血——她去了急诊室。我妈妈呼吸窘迫，我刚刚要求不要把她送去医院。两个危及生命的事件同时摆在我面前，我开得更快了。

到了医院，我冲进太太的急诊病房。她刚刚做了 CT 扫描，没有发现颅内出血。值班医生是她的同事，刚刚在她头皮上钉完缝合钉。她可以离开了。我扶她上了我的卡车，送她去城里的住所。路上，护理院护士给我打电话说妈妈情况恶化，要我快去。我说我把太太送上床躺下就会出发赶过去。我迅速把莫妮卡安顿好，正要出门开车去护理院，电话来了，妈妈去世了。

自那天晚上起，我多次回想起那天的情形。我太太受伤和我妈妈呼吸窘迫正好发生在同一时间，是非常奇怪的巧合。我知道莫妮卡受伤使我从妈妈当时的情况中分神。对我来说，看着妈妈呼吸窘迫窒息将死而坚持不让护士打 911 电话叫救护车急救是极其困难的决定。我的第一冲动一定是努力救她。

我和周围的人都清楚地看到妈妈漫长的螺旋式下行的旅程。我知道她的变化有多大，尤其是最后几个月里，她完全不是我所熟悉的卡琳·墨菲——那位活泼灵巧、外向友好、把我抚养成人的女性。她变了。我知道，她自己也不想在这种退化的状态中持续活下去。

若她看得到自己在护理院的样子，她会向我大喊："克里斯，把我从这里推出去，推到街上迎面而来的大车轱辘下面去！"

尽管我们在道义上反对用主动行为去结束她的生命，但我们已经在心理上做好准备，让她能够在临终关怀下舒适安宁地死去。我虽然没有做出那个重要的选择（启动临终关怀程序），但还是做了放手让妈妈离去的决定。**这是她的愿望。她奇迹般地用语言清晰表达了她的愿望。我正在倾听，而且能够接受并帮助她实现愿望。**

第十二章

一个善终

到此为止你已经读到了许多种离世的情形。很多可以被归入“不好”的死亡，但是有哪个可以被归入“善终”吗？善终可能吗？善终是什么样子？是可以被计划或被创造的吗？

什么是“善终”

如果向一千个人问这个问题，我们会得到一千种不同的答案。正如每个人都是独特的个体一样，每个人心中的善终也都是独特的。有一篇医学文献分析了哪些因素会让人感觉某人获得了“善终”[13]。下面所列的是一些医务工作者眼中“善终”的组成要素：

◎ 掌控感，包括确知将逝者的愿望并给予尊重。

◎ 舒适和尊严得到保证。

◎ 终结感，包括有机会说“再见”。

◎ 将逝者的个人品质得到肯定。

◎ 信任医务工作者。

◎ 认知并且接受死亡即将来临。

◎ 尊重将逝者的信仰和价值观。

下面故事中的两家人都没有读到过上面这个清单，但他们直观地向我展示了怎样为我们所爱的人创造一个“善终”。他们教我如何创造安宁，哪怕是在混乱的急诊室里面对意外的死亡。他们教我爱之恒久，爱甚至可以把意外死亡转变为一个“善终”。

＊＊＊

“Life Flight 正在从 Concord 运来一位头部出血的重伤员。”当班的护士长向我们通报。听到这里，我马上知道两件事：①这将是一位有生命危险的患者，否则不会用急救飞机。②家属将希望得到大牌医生——颅脑外科专家的诊断，而不光是我的意见。

我正赶着写完一个胸部疼痛患者的病历时，飞行急救人员冲了过来，吓了我一跳。他抓着我的白大褂说：“医生，快，我们得给这个患者插管。”

在去诊室的路上，飞行急救护士报告：“我们在屋顶降落时，她忽然对刺激没有反应了。”看到这位气质尊贵的 80 岁女性的脸，我马上意识到，大概她的“时间到了”。她对外界无论什么样的刺激都毫无反应，只发出深度昏迷者的响亮鼾声。

“她的家人到了吗？转出医院的病历里有生前预嘱吗？”回答是“没有”和“没有”。

“呼叫呼吸治疗师！”我向病区的秘书喊着，同时把气管插管插进她口腔，插管经过喉咙里那小小的白色发亮的声带后开始进入肺部。将气管插管接上呼吸机后，我又下了一个重复CT扫描的医嘱。我要看看从1小时前她在上一个医院做扫描时到现在发生了什么变化，1小时前的结果显示她有中度的出血性脑卒中，那时她还是清醒的。

20分钟之后，CT扫描结果和她的家人同时抵达。我决定先去见她的家人。我快步走去诊室，与她高大安静的丈夫和她看上去50岁出头、矮壮的儿子握手。

“你们看到她现在的样子一定很吃惊。”我这么说是因为我知道，他们在前一家医院送她上飞机时她还很清醒。他们当时还向准备起飞的机组人员喊道：“小心看好她，她是个老虎！”他们俩眉头紧锁，静等着我说下去。

“她在飞来的路上很快进入昏迷状态。我见到她时没有找到任何拒绝急救的文件，所以我给她接上了呼吸机，保护她的气道不被呕吐物阻塞。很为你们难过，但我必须告诉你们，快速发生的昏迷是非常不好的征兆，她颅内的出血可能是致命的。”

儿子退了一步，开始在她母亲的病床边踱步。“爸爸，你听懂医生在说什么吗？”

我快速插了几句：“抱歉打断一下，我刚刚给她重复做了一个CT扫描。我现在去看结果，并打电话请颅脑外科医生会诊。我会尽快回来向你们解释确切的情况。”

我呼叫了颅脑外科医生，在电脑屏幕上调出CT扫描结果。“血，好多血。”我自言自语道。与1小时前在上一家医院的扫描结果相比，现在的出血量有先前的3倍之多，颅内积血已经把整个大脑挤得变了形，没人可以从这样大量的颅内出血中生还。

我必须与颅脑外科医生通话，他的最后诊断是："不可挽救的颅内出血。"什么手术也救不了她了。我几乎是踮着脚尖儿走进病区，给家属解释病情。

"我与泰勒医生通过话了……我们真为你感到难过……这是致命的。"正在我努力为家属提供一些支持这个残忍预后的证据时，她那满脸焦虑的儿子打断了我。

"你是说她要死了，难道就这么完了？"他挑战似的走近我，他父亲温柔地伸出胳膊挡住了他。

"儿子，我们谁都不曾被许诺永生。"看到儿子平静一点儿后，他转向我。"医生，57年了，她都是属于我的。现在，我们应该做什么？"

我拉着他的手把他领向床边。"我们现在需要选择是否一直用呼吸机维持她的生命。"他眼里闪着泪光，摸着她的脸。

"我们两人都同意绝不人工维持生命。"他停下来思考，我知道他在估量他将要出口的话的后果。

感受到他的顾虑后，我说："无论你的决定是怎样的，我都会给她药物，让她平静舒适。"

"去掉呼吸机。"他毅然决然，耳语般轻声地说。

这时候，她的儿媳赶到了，这让儿子平静了一些。同时，这个决定开始在大家心里沉淀。我帮他们为将要发生的事做准备。

“她可能走得很快，也可能要几小时或一天。”当大家在她床边围着她坐好后，呼吸治疗师和我一起把气管插管取掉，把她的脸清洗干净，轻声向她解释我们所做的动作，关掉了所有监视屏幕和报警器。儿媳给她成年的孙女打电话，孙女通过手机在奶奶耳边充满爱意地说着告别的话，道“再见”。我抚顺她的头发，她的家人握着她的手，我们一起看着她带着鼾声的呼吸越来越弱。

“不会太久了。”我轻声说，“我现在会离开，这是你们和她完全私密的时间。”然后，我离开了病房。

在病房外的护理站，护士们在监视屏上看着她渐弱的心跳和呼吸。我们并不觉得灰心沮丧，相反，我们觉得宽心和安宁。太多次了，我们被要求与死神做斗争，哪怕死神早已明显地赢了。当我们被要求动用一切现代医学技术手段——无论是多么无效——来维持一具生命早已离去的躯壳时，我们总感到一种烦乱，一种不可名状的躁动。今天晚上，对这个家庭，我们只有感恩。

我为了宣布正式的死亡时间而重新回到病房，打破了他们的安静。“没有呼吸，没有脉搏，死亡时间 22：33。”这是仅剩的需要我说的“医生用语”。我拥抱他们每一个人，表示我的慰问。当我要离开时，逝者的丈夫含着眼泪对我说：“谢谢你，医生，谢谢你所做的一切。”我从心底里感激他。我回答说：“不，先生，谢谢你让她这样走。谢谢你提醒我们，死亡可以是多么安宁。”

* * *

我正忙着看我病区新转来的四位患者，值班护士向我追来。

“威廉斯医生！”我刚转过拐角，她将要看不到我，只好大喊。

“什么事？”我扭身把头伸过拐角，有些许不耐烦，也有些许歉意。

“有位心跳停止的73岁的老先生，5分钟后就到。心肺复苏已经持续了30分钟。”

听她这么说，我转回拐角，将全部注意力都放在这件事上并回复道：“好的，我马上过来。”我迅速跑到每一位新患者的病房，逐个向他们解释有位需要心肺复苏的重症患者需要我马上照顾，所以我得离开他们，可能得过一段时间才能回来。和平时一样，大家都对我表示理解，因为有人正处于生死关头，而他们也都庆幸重症患者不是自己。

我回到重症病区，急救人员正把那位患者推进来。

“你们怎么没在做心肺复苏？”我有点糊涂。

“因为脉搏回来了！”在急救人员回答的同时，我也看到监视屏幕上正常的心跳波形。

我觉得有点不可思议，于是自己去摸他的脉搏来证实这是真的，同时惊奇地问道：“脉搏回来了？”我吃惊是因为一般心肺复苏30分钟之后，抢救多半会因无效而停止。

“是呀！”急救护士听上去也很惊奇，“就在门口我们推他进门上坡时，脉搏恢复了”。

于是我开始检查这位老绅士，他的身体在胜算概率极低时赢了。他高大健壮，满头花白浓密的头发，深蓝色的眼睛无神地向上注视着。我看着那双眼睛，用听诊器听他的心跳声，以及呼吸机把空气推进和吸出他肺部的声音，他一进急诊室就被接上了呼吸机。

“玛莎，”我问呼吸治疗师，“他有任何自主呼吸吗？”

“没有。”她摇摇头，调节着机器和管子。

我用力攥紧他的手，没反应。我按了按他的胸骨（胸骨上的皮肤布满了紫色瘀斑，因为有效的心肺复苏力量很大），没反应。最后，我用戴了手套的手直接去触摸他蓝蓝的眼球，还是没反应。没有任何大脑活动的征兆，但是他的心跳稳定而有力。

我们的患者医护代理比尔突然出现在床边，向我叙述他从刚才赶到的患者太太那里收集的病史信息。“这位患者是查克·沙普利先生。他处于肺癌的缓解期，昨天诊断有肺炎，心脏搭过桥，对青霉素过敏……”

我举起一只手打断他，说道：“沙普利太太在哪儿？带我去见她。”

我们一起走到急诊科的家庭等候室，坏消息常常都是在这里传达给家属的。“当我告诉她沙普利先生还活着时，她好吃惊。”当我们离门很近时，比尔小声说。

“算是活着。”我小声回应。

“有许多家人和她在一起吗？”为了能够恰当地称呼每一位家人，我总会提前问这个问题。

“只有一个邻居。”他说完后，我敲门走进家庭等候室。

“你好，我是威廉斯医生。”我与两位女士握手并坐在沙普利太太的身边。“请告诉我，在家时都发生了什么？”

她向我仔细描述了发生的事。

我总让家人先讲他们看到的事，然后我会告诉他们急救车上发生了什么，以及急救人员做了什么。最后，我会给他们讲在急诊室里都发生了什么，以及我认为现在有什么事情正在发生。这样可以让家人清楚地理解他们当时所见与他们将要看到、听到的情况是怎么相关联的。

“他现在怎么样？”她问。

“他的心脏在跳动，但除此之外没有任何其他的生命体征。他的呼吸完全依靠机器，他的大脑没有任何活动。”我先向她讲解，一般情况下，如果血液供应减少或完全停止10分钟以上，大脑就会受到严重的、毁灭性的损伤。“你看，心肺复苏进行了30分钟之后，你丈夫的心跳才恢复；30分钟是很长的一段时间。”

我停顿了一下又继续说：“你们两人讨论过人工维持生命的愿望吗？”

“我们俩都绝对不要人工维持生命。”她低着头，看着自己在膝盖上紧握的双手。

我把手放在她肩上说道：“现在进行的是完全的人工生命维持。如果没有呼吸机，他的心脏是不能继续跳动的，他会死去。”

她强忍住抽泣，用攥紧的手捂住嘴。

“我真为你难过，沙普利太太。做这个决定从来都很艰难。

哪怕你为这一天做了几个月的准备，哪怕他每天都在向这一天靠近一点点，但当这一天真正到来，还是会很艰难，更别说这一天到来得如此突然……”我的声音越来越低，并且低下头看向自己也攥紧的双手。

突然之间，气氛变了。沙普利太太挺身挑起了重担。她坐直了身体，擦干了眼泪。“我要见见他。”她边说边站起身。

“好的。”我让比尔在我们之前先去病房，让护士们知道我们要过来，请她们先清理一下房间里的针头和管子，以及其他种种抢救生命时用过的器具残迹。

在离开家庭等候室的路上，沙普利太太含着眼泪问我：“在去掉管子时，你能让他舒服一些吗？”

“当然。”我轻声回答，心里满是震撼。在此之前，我还从来没有遇到过家人在我给他们解释生命终期种种选择之前就告诉我，他们选择撤除人工生命支持。

忽然间她停下脚步，显然她要告诉我一件重要的事情。“我妈妈最近去世了。查克和我需要决定是否给她撤掉呼吸机，就像今天一样。我妈妈有位好医生，他对我们说，如果这是他的母亲，他会保证她的舒适，放手让她走。”

“我们就这样做了。”她继续说道，“医生给她撤掉了呼吸机之后，她自己只呼吸了 3 次。她走时很安详。查克握着她的手，轻柔地向她说着话……她走得很美。”

我心里充满敬畏，终于理解了她要把人工生命支持的机器从她丈夫身上取下来的决断。因为，她曾经目睹过她母亲有尊严、安详、美丽地过世，她希望她的丈夫有同样的尊严和安宁。这将是她送给这个她所爱的男人最后的终极礼物。

我领她去她丈夫所在的房间，而实际上，是她在领着我。在这个极度痛苦的时刻，她展现出的力量和决心是我所见过的最强大的，我要向她学习。

“啊，查克！”她哭着，紧紧抱着他的身体……

她后面说出的话再次震撼了我：

“你可以走了。我会照顾好我自己。谢谢你给了我美好的25年。我爱你，查克。”

她凝视那双一开始就引起我注意的深蓝色眼睛，抚摸着他的头发，继续说着她那放手并充满无条件的爱的话语：“现在你的时间到了，查克。我爱你。你若想离去，就自由地走吧！”

我当医生这么多年，还从来没有目睹过在死亡面前如此无私的感恩。我和她一起流泪，我对她说着她早已知道、不需要我重复的话：“你是对的，他可以走了。他现在没有痛苦，你为他做了正确的决定。”

她把他的手紧紧地抱在自己胸前，说道：“我想永远记住我拉着他的手的时刻。”

我知道这是一次刻骨铭心的体验，于是提出了一个不一般的建议：“为什么不拍一张你们的手紧紧相握的照片呢？”

我坦言道：“这听上去也许有点奇怪，但我有一张照片，照的是我奶奶去世时我的手握着她的手。那张照片是我生命中的无价之宝。”

她笑了，对她身边的邻居说“好吧”。邻居用手机照了几张有三只手的照片：沙普利太太的两只手温柔地捧着她丈夫的一只手。

“现在你就可以永远地记住了。”我说。

气氛暂时变得轻松一些。“你知道吗，医生，查克会喜欢你的。他总喜欢那些做事有点与众不同的人。他经常会走到陌生人面前说：‘你好！我是查克。你看我怎么样？’”我们大家都笑了，我拍拍他的胸脯说：“沙普利先生，我看你和你太太都很棒！”

我们都笑了。

我再次发现自己被震撼了。在这以前，我从来没见过将逝者家人在最后的痛苦时刻有如此丰富的情感表达。

我又陪了她几分钟帮她安心放松，向她解释了他相貌的变化（皮肤发蓝，出现花斑纹）是死亡过程中的正常现象。我觉得我应该离开了，让她拥有自己的隐私空间。

“我过一阵再回来看望你。”我在身后拉紧了帘子。

过了半小时我回去看她，坐在她身边问道：“现在是时间了吗？”

“是时间了，”她慢慢点头，“他的胳膊变得好冷啊。”我们给他们俩都裹上了热毯子，让他们舒服些。

邻居抱着沙普利太太，我向她解释下一步将要发生的事：“我们要去掉气管插管，关掉监视屏幕。我会在这里陪着你，一直到他去世。”

塑料插管从他的喉咙里取出来了，静脉输液管从他颈部拔掉了。

“看看，这样好多了。”她对着他的耳朵轻轻地说。

他最后一口气是机器替他呼吸的。

她最后一句对他说的话是“再见”。

死亡时间 3:29。

后来，我试着赶快去照顾其他患者，但是我不断地走神，因为今天沙普利太太给我上了独特的一课。我手里拿着一份患者病历要读里面的心电图结果，但脑子在想：“若我们所有人在面对亲人的死亡时都有沙普利太太的眼光和胆识，能无私地放手、感恩，充满爱，甚至保持幽默，那将是怎样的情形？”

虽然我读过医学定义上的“善终”，但在那天之前我一直不知道它在现实生活中真正的意义。那天的体验和经历对我来说是一次升华。这位女士向我、向世界展示了生命“善终”的榜样。我看着她的举动，听着她的话语，如同在看一场精彩的戏剧中最动人的一幕，这一幕以出乎意料的方式揭示出伟大的真理。

此时此刻，我知道：作为一个民族和一种文化的组成部分，如果我们有能力改变自己，接受并持有沙普利太太教给我们的对待死亡的态度，那么死亡就会再次成为一个神圣的时刻，重新被美丽而忧伤地编织进人类生命的织锦缎。它将不再被冷落、回避、拒绝和忽视，而是被接受和拥抱，彰显它疗愈、爱和解脱的威力。除了在死亡的时刻，一生中有这种体验的机会少之又少。

* * *

如果你也有关于“善终”的故事，请访问网站 OKtoDie.com，点击“Tell Us Your Story”或在留言板上与我们分享。我们想知道你和你亲人的选择，别人也需要听到你的故事。

第三部分

慰藉的医学

第十三章

拒绝痛苦

——在疾病进程每个阶段的和缓医疗

太多的美国人在遭受煎熬和痛苦。这是完全不可接受的。和缓医疗的目标就是减轻各个方面的痛苦，包括肉体、心理、社会关系和精神等各个方面。这种医学科学为正面的、有意义的身心体验创造机会，以取代心灵痛苦和肉体疼痛。

这听上去很像临终关怀？不错。临终关怀是和缓医疗的一个分支，主要关注人生的最后 6 个月，旨在给予患者舒适和安宁，而不是治愈和复原。而和缓医疗的目标是在疾病的每一个阶段防止和缓解痛苦，不仅仅是在疾病的终末期。

和缓医疗专家可以帮助接受化疗的肿瘤患者、接受肝移植的患者、准备接受起搏器植入的患者、糖尿病患者、艾滋病患者等接受任何治疗的患者，包括那些正在接受以治愈和矫正为目标的治疗方法的患者。

和缓医疗专业的医生和他们的团队（开业护士、医生助理、有处方权的护士、社会工作者、药剂师、牧师、理疗师，营养师、志愿者）所受的训练是为了：

◎ 缓解你的疼痛、恶心、气短、疲劳、抑郁、便秘，以及其他使你生活质量降低的身体上的不适感。

◎ 帮助你做出复杂的医疗决定。

◎ 为你协调来自多个医生和专家的治疗计划。

◎ 帮你明确求医的目的，包括如果你有要求，帮你起草“生前预嘱”。

◎ 帮你认识和厘清你的需求，以及你对自己和家庭有什么不放心的地方。

◎ 为你和你的亲人提供感情和精神方面的支持与引导。

（改编自“什么是和缓医学”，www.PalliativeDoctors.org）

和缓医疗的积极影响发表在 2010 年《新英格兰医学杂志》上的一篇开拓性的文章里[14]。在这篇文章报道的研究项目中，确诊患有晚期肺癌并且有其他器官转移的患者被随机分为两个治疗组：第一组只接受标准的抗癌治疗，第二组接受标准抗癌治疗外加和缓医疗。

同时接受和缓医疗的第二组患者报告：

◎ 生活质量更高。

◎ 抑郁状态显著减少。

◎ 更多人选择更为保守的生命终期医学干预，但平均生存期比第一组延长近 3 个月。

这些结果本身已经说明了问题。

如果你正遭受疾病带来的痛苦，现在就询问你的医生和缓医疗是否能够对你有所帮助。你不会有任何损失，只可能有多方面的收益。

第十四章

疾病终期

——踏上不归路时你应该知道的事

由于现代医学技术的干预，人们现在可以与历史上一些快速致死的疾病共存很久。但我们常常没有用好这些21世纪馈赠给我们的额外生存时间。通过和缓医疗的帮助，以及在适当的时候利用临终关怀服务，我们可以充分利用这些额外的生命时光来滋养我们和亲友的关系，并且更深入地了解自己，写好自己生命故事的尾声。令人遗憾的是，2010年发表的一篇报告中有如下数字：享受联邦医疗保险的晚期癌症患者中有近1/3死在医院病房或重症监护室里，只有不足50%的患者接受到临终关怀服务[15]。这些患者往往在没有适当的疼痛和症状缓解措施的情况下持续接受化疗，甚至直到生命的最后一周。

这些不幸的患者丧失了在生命的最后阶段为自己创造有意义、有质量的生活的机会。如果没有和缓医疗及临终关怀专家的介入，患者几乎不可能逃脱疼痛和不适。在疾病任何阶段，接受和缓医疗服务都应当是每个人的权利。现在就要求和缓医疗，生活质量应该是你一贯的目标，直到生命终点。

不要让下面这个故事在你或你的亲人身上重演。

我走进病房后马上停住了。患者看我的眼神里满是痛苦。她边哭边呕吐，眼窝深陷，皮肤松弛地挂在她弱小的骨架上。她才63岁。她嘴里吐出咖啡色的陈血，同样颜色的血也从她的肠胃营养饲管泛上来。肿瘤的渗液让她腹部鼓胀。护士开始静脉输液时我先跟她女儿说话。

“她患有什么肿瘤？”我问。

“胰腺癌四期，上星期还在做化疗。她难受极了，一夜都在呕吐。”

在做任何事之前，我得先搞清楚。我继续问道：“四期肿瘤？都转移到哪里了？”

“不知道。”她女儿回答。

“你知道四期是什么意思吗？”我继续追问。

“我不知道，”她开始哭了起来，“但我知道她疲劳极了，昨晚她说真不如这一刻就死掉。”

我迅速做了检查，开了止痛和止吐的药。“先把你的症状控制住，然后我再回来看你。”我一边向患者承诺，一边在血液化验单上签字。我把她女儿叫到走廊里，问她谁是医护决定代理人。

“我哥哥，但我们都是两人一起做决定。”

“你们有没有与你妈妈讨论过是否不再继续积极地治疗肿瘤，而转向疼痛控制和保障舒适的医疗方向？”我问她。

"没有。但她一直跟我说她受够了，可以走了。"她努力控制着抽泣，以便完整地回答我的问题。

感受到她情绪的波动，我扶着她的胳膊，继续说道："我知道这话不好听，但是我想，我们应该听从她的愿望。"

用过药后患者感觉好了很多，我一个人回到她的病房。谈话中我正在小心翼翼地提起她心肺复苏的预嘱情况时，她马上说她要求"DNR"(请勿复苏)。

"我还想让你知道，如果你愿意，你可以选择不再治疗肿瘤。这是你的身体，它属于你。我们可以改变治疗方向，专注于控制疼痛和呕吐，而不再着重于控制时间。你自己想要什么？"我弯腰对她说。

"就是想死。"她用乞求的目光看着我，几乎在请求我帮她达到那个目的。我把手放在她手上。

"止痛和缓解各种不适是我们的首要目标。有一个叫作临终关怀的部门可以帮助我们达到这个目标。在医院现在就可以请他们来，开始为你服务。这样你后面的时光可以与孩子们共度，而不必像刚才那样难受。"她脸上的愁容稍有减少。

"我希望能这样。"她说。

我把与患者对话的内容跟她女儿又说了一遍，她也认为这个计划比较好并要求使用电话。"得跟哥哥说这件事。"一个小时之后，她哥哥到了。看到他在他妈妈病房外的护理站前东张西望，我上前打招呼，并询问他我们是否可以坦诚地对话。

“作为一个医生，从她的病史和现状看，我可以说，她会很快死去，不是今晚或明天，但是会很快，可能在几天或几个星期之内。我们可以把这个过程为她安排得尽量舒适。我可以安排临终关怀马上介入。我已经跟你妈妈说过了，她希望这样。有人跟你讲过临终关怀是怎么回事吗？”我问。

“没有。只是提到过如果她对这一疗程的化疗没有反应的话，下一步就是临终关怀。”他回答。

“临终关怀既照顾患者，也照顾家属。他们用医疗手段让患者尽量舒适，同时也给家属提供为下一步做准备的咨询和指导。”我解释道，“我自己是在和我丈夫一起照顾他高龄的母亲时接触到这个领域的。我觉得他们给看护者和家人提供的信息与帮助是非常宝贵的。”

我继续说道：“让我作为一个朋友告诉你。我们可以保证她走得安宁而有尊严。现在也是你的机会，向她表白你的感情，让你们彼此感到心安和解脱。这段时间很珍贵，不是每个人都能得到这样的赏赐。你将为你的家庭做一个榜样：让大家获得心安，并且把她的利益放在第一位，以让她舒适作为首要目标。她可以停止抗争，你也可以停止抗争，停止抗争不是错误。”

“她已经有了要求DNR的预嘱。DNR的意思是当她死亡时不要通过胸部按压、机械通气、电击、药物来恢复及维持她的心跳和呼吸，并且她已经决定停止化疗。当临终关怀医生来会诊时，他会问你们其他一些问题。你们应该在你妈妈头脑还清醒，可以思考这些问题时，提前与她讨论这些问题及其答案。当她不能表达她自己的愿望时，我鼓励你们全家态度一致，尊重她的愿望。”我进一步解释道。

“以下是你和你母亲将被问到的问题：

- 你想继续使用已经插好的肠胃营养饲管吗？
- 你会选择静脉输液吗？
- 你要输血吗？
- 你要肾透析吗？
- 你要抗生素吗？”

“我认为你母亲一个都不想要，但是如果她想接受以上一种或几种治疗的话，临终关怀医生会通过适当的方法让她尽量舒适。就像我前面告诉你的，临终关怀这个医学分支的重点在于增进舒适，而不是治愈疾病。这个方向在你妈妈病情的现阶段应该是最合适的。

“我们会留你妈妈住院，直到她的症状得到缓解。然后你们要决定是接她回家，还是送她去专业的养护院。临终关怀服务可以在家进行，也可以在养护院进行。”

正在安静休息的患者这时由护士推着从我们身边经过，去往楼上肿瘤病房。她虚弱地向我挥了挥手说：“我该走了。”她的话里有话，隐含深意。

我拥抱了她的女儿，哥哥拥抱了我。然后他停顿了一下，直视着我，说道：“谢谢你对我说这些坦诚的话。我们需要听到这样的话。虽然我们自己心里几乎全都明白，但我们需要听到从医生口里讲出的这些话。”

“不客气，”我把手放在他肩上，“前面的决定很难。哪怕你一直在做准备，也知道它即将来临，还是会很艰难。但是，我相信，你们一家人会团结起来，一起做好这件事。你们确实在为她做一件正确的事情。”

他看着遥远的地方，说道：“我真不知道你是怎样完成这份工作的。”

我目光向下，心情沉重，但心境安宁，回答他说：“这是我的职责。”

一些事实

◎ 当人们的各种需求都得到满足时，很少有人要求安乐死或医助自杀。这些需求包括解除身体上的不适，如疼痛、恶心、呼吸困难；还包括心理上的安全感，知道自己是被爱的、重要的。这样的需求可以由家人、朋友、看护者、护士，甚至医生来满足。

◎ 很少有患者及家属真正懂得疾病终期以及死亡的自然过程；对于在此过程中每一个阶段的选择和备选可能，知道的人就更少了。

◎ 临终关怀在这个国家完全没有得到充分利用，请临终关怀医生会诊时往往已经太晚了，有时患者只剩下了几天的生命。若临终关怀能够在疾病晚期尽早被宣传并被理解和接受，患者及其家庭的生活质量将可以得到很大的改善。

行动计划

◎ 当你被诊断出任何可能发展为晚期重症的疾病时，要求你的医生向你讲解这种疾病典型的发展过程，以及在每个阶段的治疗和干预措施，询问医生这种疾病的患者大多死于什么原因。

◎ 确定你弄懂了每一种治疗方法，这样你可以和你的医生一起做出知情的决定。

◎ 询问你的医生在疾病进程中每一阶段可行的和缓医疗手段。和缓医疗的目的是控制症状，改善患者及其家人的生活质量。

◎ 如果你的医生拒绝与你讨论以上这些问题，你可以考虑换一个愿意与你讨论这些问题的医生，或者至少要求一次和缓医疗专家或临终关怀专家的会诊。

* * *

有些时候，患者家属或医护决定代理人会要求实施某些患者有决定能力时已经拒绝了的医疗手段。这就造成了难以调和的矛盾，例如下面的故事。

休克复苏病室紧急呼叫我去看一位刚从护理院送来的呼吸困难的患者。他在担架上被推进走廊时，大家都能听到他尖声刺耳的上呼吸道阻塞的呼吸声。我的第一反应原本是“我得从颈部切开他的气管来造出通气道”，我猜测他一定是被什么东西呛了，阻塞了呼吸道。但当我拉开帘子看到那位体重73磅[①]的患者时，才知道不是那么回事。他的身体消耗得几乎只剩皮包骨，全部的体能都用来收缩呼吸肌，以维持那种无力的、我们都听得到的呼吸。除此之外，他不能有任何自主的运动，几乎没有意识。

急诊医生的多年训练使我养成一连串的习惯性动作。对于急症患者，第一步是看患者的气道是否畅通，呼吸是否正常。他气道不通畅，呼吸不正常，看他的外表就知道他患有慢性疾病。给他通上高流量氧气之后，我翻看他的病历，寻找是否有签好的DNR文件。病历中有他自己亲自手写并有签字的DNR文件：“不要复苏，不要插管，我不想要任何延长生命的手段。签字：J.W.菲尔茨”。这个文件关闭了我的自动反应，即习惯性动作的第二步，也就是采取所有必要的手段来疏通他的呼吸道，不是经口插管越过阻塞部位（当时他的情况大概不会成功），就是在颈部切口绕过阻塞部位，从旁路通气。

于是，我没有使用手术刀去造一个通气旁路，而只是用面罩加压输氧，还给了小剂量的吗啡让他舒服一点。我快速浏览他的病历，发现他患有四期肺癌、肝炎以及艾滋病病毒（HIV）阳性。

① 译者注：约33 kg。

他曾经进过临终关怀病房，但因接受某些其他的治疗又停止了。现在他住在一个专业的护理院里接受标准护理。就在我刚要写完他的病历记录时，我们的患者服务代表焦急地找到我，说道："威廉斯医生，他的儿子在路上，正在从护理院往这儿赶。他要来撤销拒绝插管的要求，他在电话上说他是医护决定代理人。"

"什么？"这个消息让我吃惊。"怎么会有人要对这位患者做这样的事？他已经亲手书写并签字认可'拒绝插管'了！"我尽量降低了声音嘟囔，但我发现自己为捍卫这位可怜的患者的利益开始发怒。意识到我的情绪会影响我与患者儿子的交流，我努力提醒自己，患者的儿子多半是出于恐慌才说这种话。

我把做气管切开手术的器械都取出来放好，以备万一，但我要继续尊重并维护患者的利益，等他的儿子到了再决定是否手术。在走廊里，我见到了患者的儿子。我握着他的手，并且把另一只手重重地放在他的肩上。"菲尔茨先生，你知道，你爸爸的病情很重。死亡正在临近，而且可能会发生得很快，但是我想我们应该一致尊重他拒绝插管的愿望。我可以让他感觉舒适，保证他不受罪。如果现在撤销他以前写下的拒绝插管的指令，我就得切开他的颈部来造出一个通畅的气道旁路，而且即便这样，大概也只能将他的生命延长几天。我们不要这样对待他吧，菲尔茨先生。"

我在他脸上寻找答案，同时我又开始担心自己的话说重了。就在这时，他的姑姑（患者的姐姐）赶到了我们身边。她听到了我们的对话，并开始安慰她的侄子。"医生说得对，"她小声但肯定地说，“记得詹姆斯叔叔吗？他患癌症要离世时，我们同意给他进行人工生命支持，结果只是让他死得很慢。你知道我们那时有多后悔的，记得吗？”他的反应只是点头：“记得。”

我们可以听到患者刺耳费力的呼吸声越来越响。“你能让他呼吸得轻松些吗，医生？”姑姑自己也开始担忧了。

“可以。”我再次问菲尔茨先生，“我只需要清楚地知道，你希望我帮助他，让他感觉舒适一些，而不是要我给他进行人工生命支持。”

“是的，那是该做的、正确的事。”他回答，身体靠向姑姑寻求支持，姑姑也点头表示同意。

“你们进来陪着他，我去拿药。”药物生效后，他平静了很多。他的儿子和姐姐围在他床边，我联系了他的家庭医生，马上启动临终关怀，开始舒适医疗。很快其他一些亲属也赶来了，大家都认为这样做是正确的。4 小时之后，在满屋亲人的陪伴中，他平静安宁地去世了。

真相及提示

◎ 如果你不希望接受人工生命支持，你必须要有 DNR 或 POLST 文件，填好表格并请你的医生签字。这些表格不同于你自己的生前预嘱。如果你所在的州提供州政府认可的 DNR 手环，你可以把它戴在手腕上来表明你的愿望（示例见附录）。

◎ 你可以在任何时候通过州政府承认的方式来撤销你的 DNR 或 POLST 指令。

◎ 当你没有能力清醒思考来评估形势和做出选择时，你的医护决定代理人也可以代替你撤销 DNR 或 POLST 指令。**你应该非常清楚地告诉你的医护决定代理人，你是否允许他改变你以前做出并写下的决定。如果你允许他改变你的决定，你要很清楚地说明在什么条件下才可以改变你原来做好的决定。**

◎ 如果你自己或你的医护决定代理人代替你要求进行某项医学干预，但你的医生认为该治疗无效，那么出于他自己的职业操守，他不能实施这项治疗，他可以把你转给愿意为你实施这项治疗的医生或医院。

行动计划

◎ 如果你或你认识的人被诊断患有晚期疾病，请有智慧地利用剩余的时间。

◎ 让你的生前预嘱、医护决定委托书、DNR/POLST 指令成为在法律上有效的文件。

◎ 当你认为已经准备好了，就要尽早寻求和缓医疗和临终关怀服务。

◎ 探索你的信仰，寻找能够支持帮助你的群体和资源，无论是基督教、犹太教、无神论、不可知论、印度教、伊斯兰教、佛教，还是其他任何可以支持你、理解你的信仰或世界观（见第十六章“心安地离世——无神论者和宗教信众共同的向往”）。

◎ 专注于修复关系。对所有你可以想起的人说“对不起”或“谢谢你”（参见第十七章“为了善终而一定要说的6句话”）。

◎ 完成重要的任务。

◎ 留下你的遗风（参见第十八章“留给后人的遗风”）。

◎ 说出你的希望和担忧。

◎ 为后事做准备：土葬、火葬等。

第十五章

临终关怀不杀人

——为临终关怀正名

对患者来说，急诊科医生几乎永远是陌生人。所以，我们面临的挑战就是怎样向患者介绍自己，并与患者在最短的时间里建立信任。与新患者的第一次接触多半是这样的：我走进40号病房，在拉开帘子的同时开始常规的自我介绍。

“麦卡弗蒂先生你好，我是威廉斯医生。你现在看上去很不舒服，我可以怎样帮助你？”我伸手去与他握手。麦卡弗蒂先生是位80岁、身体羸弱的老先生，他捏捏我的手作为回应，极微弱地笑一下并咳嗽起来，气流经过他颈部的气管切口。他指指身边的太太要她回答我。看到他不能说话，我继续握着他的手，让他知道虽然我转头看向他的太太，但他仍然是我注意力的焦点。(气管切口是为了给长期依靠呼吸机的人接气管插管，由外科手术在颈部切开造成的。因为这个切口开在声带以下，空气进入肺部时不再经过喉部的声带，所以患者不再能够通过声带发出声音，这就是为什么麦卡弗蒂先生不能说话。)

“麦卡弗蒂太太你好，你为什么今天必须带他来看急诊？”

“他在医院住了两个星期了，两天前才转去康复中心。”她解释说，本来他去医院是想通过手术切除右肺里的一个肿瘤。在医院住院时，又发现大脑里有一个转移的肿瘤。肺部手术后发生了并发症，这使他不得不长时间地依靠呼吸机，所以他做了气管切开并接受胃肠管饲营养。“他临出院前情况挺好的，可以起床下地，到处走走。可是在康复中心才两天，他就变得很虚弱，走不了路了。他让我全权代理他做医护决定，所以我就带他回医院找大夫帮他。”

我看着麦卡弗蒂先生的脸寻找他的反应。他虚弱地点点头，握握我的手表示他同意。“你哪里疼吗？”我问。他摇头表示“不”。

“你就是感觉很弱、很疲劳，没有力气起来吗？”他用动作表示“是的”。

我请他太太和我一起到走廊里。“他为什么去康复中心？”

“为了他能恢复体力，下床走路。”她回答。

我觉得奇怪，于是进一步问：“他有肿瘤，并且已经转移到大脑，医生有没有跟你说过他可能会活多久？”

“6个月。”她面带愁容。

当预后生存期不超过6个月时，联邦医疗保险会开始支付临终关怀服务的费用。我问她：“有人和你们讨论过临终关怀服务，而不是康复中心的服务吗？”

她马上变色道：“临终关怀会让人死去，我们不要讨论这种事。”

这是一个很常见的人们对临终关怀的错误看法，我正打算开始我的扫盲教育时，她的牧师来了。

“她要给我讲临终关怀。”她对牧师抱怨道，同时用充满怀疑的眼光看着我。幸运的是，她的牧师改变了对话的气氛。

“你知道吗，咱们教堂的助理牧师就在做临终关怀顾问。他们为照顾临终的患者做很重要的工作。”他的话让她脸上的表情放松了一些。

我接着说道：“麦卡弗蒂太太，临终关怀服务不会让任何人死去。他们的服务就是为减少患者和家属的痛苦，提高他们的舒适度。临终关怀既不会加快也不会延长死亡的过程。它的目标就是让你丈夫在尽量长的时间里尽可能感觉好些，也会帮你知道在下一阶段该做些什么以及可能发生什么。”

她看看牧师，牧师对她肯定地点点头。她的肩膀松弛下来，身体从紧绷的防御姿态放松了，靠在墙上冥想。

我需要探寻她的恐惧所在，其通常的表现形式包括愤怒或抵御状态。我柔和但直接地问她：“面对眼前的一切，你最害怕什么？”

停顿很久之后，她的目光越过我，看向远处，她回答说：“他在家以外的什么地方过世……最近两天我想清楚了，当他的时间到了，我们不想在任何护理院之类的地方。”

“我可以理解你希望他在自己家里过世的愿望。我自己和我丈夫也希望在自己家里过世。”我附和着她的愿望。信任在我们之间重建，于是她又问了我一个问题。

“大夫，你觉得他还有多长时间？”

“老实说，不是6个月，大概是2个月左右。他突然之间变得这么虚弱，可能意味着只有更少的时间了。每个人的路都不一样，但我确实觉得他没有6个月的时间了。他现在很虚弱。”我这么回答她，心里知道，这种预告从来都不精准。

为了让她安静地消化这个信息，我默默地将目光移向下方，表示对她的尊重。

“如果启动了临终关怀服务，我们可以接他回家，就像你所希望的那样。”她的牧师说道，回到了先前那个敏感话题。

我又接着说道：“是的，他们可以在任何你选择的环境里提供服务，可以在专业的护理机构，也可以在你家里，或者别的什么地方。虽然他现在没有感到疼痛，临终关怀也会一直维持他的舒适，随时解决发生的问题。他们也会帮助你，保证你们两人共享有质量的生活，一直到他去世。如果我听懂了你的话，这就是你想要的，对吗？”

“是的。”她叹了口气，眼睛看向牧师。

“我想这样对你们两个人都是最好的。”牧师轻声说道，声音里充满善意。

麦卡弗蒂太太直起她瘦小的身体，说道：“我还得与我们的家庭医生讨论临终关怀的计划，要听他怎么说我才能做决定。”我马上主动说我可以打电话给这位医生。“我还需要跟姑娘们说一声。”她又说道，指的是他们成年的孩子们。

与他们的孩子以及家庭医生通过话之后，我们大家达成了共识。我让患者出院回家，临终关怀人员第二天就会去她家开始上门服务。一切都商量好了之后，我们一起回到麦卡弗蒂先生的房间。他太太握着他的一只手，我握着另一只。

“麦卡弗蒂先生，你想今天回家吗？”我问道。他笑了，通过气管切口和插管咳嗽着，晃动着自己的头和双手，无声但坚定地表达着“想回家”！

在我们向他详细解释过临终关怀之后，他“想回家”的热情一点都没减少。不久他们的女儿们赶到，接他俩回家了。

关于临终关怀的一些事实

临终关怀是和缓医疗的一部分，专门服务于那些预期生命不足6个月的患者，这个生存期的估计来自医生。那些选择临终关怀的患者从以“治愈”为治疗重点改为以“舒适”为治疗重点。与一些人的看法相反，转向临终关怀并不意味着“放弃”，而是选择一条不同的医疗路径：这个路径的重点在于改善所剩时间里的生活质量。

当你的身体状况变差时，以下情况表明适合选择临终关怀：

1. 疾病进入终末期（预期生命少于6个月）。

2．病危症状，身体状况全面恶化。

1．有资格申请临终关怀服务的终末期疾病

◎ 失能，或者生长障碍、体重下降，不能维持生命（可以由多种原因造成）。

◎ 充血性心力衰竭。

◎ 冠心病。

◎ 慢性阻塞性肺疾病、肺气肿、肺病[①]。

◎ 肝衰竭。

◎ 肾衰竭。

◎ 肌萎缩侧索硬化（amyotrophic lateral sclerosis，ALS；Lou Gehrig病）。

◎ 艾滋病。

◎ 阿尔茨海默综合征及其他失智症（痴呆）。

◎ 癌症。

◎ 任何一种疾病，根据该病的常规进程，医生认为它将在6个月内导致患者死亡。

2．如果你有下列症状中的数个，你可能有资格申请临终关怀：

◎ 久治不愈的感染。

[①] 译者注：这里原文是“lung diseases”。

◎ 进食困难，体重下降，没有胃口（不是因为药物的副作用或抑郁症）。

◎ 日渐频繁地住院或进急诊室。

◎ 频繁跌倒。

◎ 加重的疼痛、疲倦、虚弱。

◎ 嗜睡。

◎ 气短。

◎ 新近出现或加重的水肿。

◎ 不能独立完成日常生活的简单活动，包括下床、穿衣、走路、洗澡、做饭或吃饭。

临终关怀服务可以在什么地方实施？

任何你所居住的地方，可以是：

◎ 私人住所。

◎ 辅助生活住所。

◎ 寄宿中心。

◎ 长期护理机构。

◎ 临终护理院。

◎ 医院。

临终关怀多提供哪些服务？

◎ 常规护理。

—护士定期上门探望，2 ~ 3 次 / 周。

—可呼叫 24 小时值班护士。

—社会工作者提供咨询，协助起草“生前预嘱”。

—上门服务的医护助理和家政助理。

—牧师，如果提出要求。

—患者需要的药物、器械和耗材。

—志愿者提供的音乐治疗、宠物探望等。

—语言治疗、营养治疗、理疗、作业治疗等护理计划中列出的需求。

—全方位的医疗监管，由临终关怀专科医生提供，包括上门出诊。

◎ 短期喘息护理：指患者短期入住护理院，使家庭成员得以休整喘息，一般限于连续 5 日之内。

◎ 短期普通住院护理：为解决一些在居家环境里无法解决的问题，例如无法控制的恶心、疼痛、谵妄及其他特定情况（如濒死时家人感到无法应对），接受临终关怀的患者可能被临时收住入院。

◎ 持续性居家护理：当有短期紧急需求时，临终关怀可以提供每天 8 ~ 24 小时的上门服务，护理水平与短期普通住院护理水平相当。

怎样支付临终关怀费用？

联邦医疗保险（Medicare）、联邦医疗补助（Medicaid）以及绝大多数私营医疗保险都支付临终关怀费用。有些临终关怀组织有贫困赞助基金，可以为疾病终末期有资格但没有保险的人群提供帮助。

怎样启动临终关怀服务？

你的医生可能介绍你去临终关怀机构，但实际上任何人都可以介绍患者接受临终关怀服务，包括家庭成员、朋友、教会牧师，以及任何认识患者并认为患者有资格享受该服务的人。挑选并联系一家临终关怀机构，该机构后续会联络患者和他的医生。医生需要认可患者有享受服务的资格，患者应愿意接受和参与资格的评估过程，并愿意接受有关临终关怀抉择的教育。

进入临终关怀的程序后，必须持续接受相关服务吗？

不是。你可以随时选择停止，改选以治愈疾病为目的的治疗程序。

你和你的家人能从临终关怀服务中获得什么？

安宁。

第四部分

面对死亡 心灵安详

第十六章

心安地离世
——无神论者和宗教信众共同的向往

这一章所有的讨论都围绕灵性的问题。我们在这里所说的“灵性”不是狭义上的信仰上帝或来生转世投胎，其涵盖范围也包括那些不信这些神灵的无神论者。灵性的渴望来源于人类生活全部经历的每一个方面。人类在肉体、心理和社会存在感中的总和都没有灵性的存在感宏大，灵性上的存在感也不可以被拆分降解为以上的各个元素。和缓医疗领域的文献用大量篇幅强调了灵性的解脱是“善终”的组成部分。这一章的目的就是探索不同的灵性流派里宁静接受死亡的观念。因此，无神论者可能对宗教信众死亡观的段落感兴趣，而宗教信众在阅读无神论者视角的段落时可能也觉得有意思。

对于无神论者

从严格的科学唯物主义角度上讲，在所有动物种群中，为最老、最弱、正处在濒死阶段的成员采用非自然的方式长期维持生命，我们是第一代这样做的唯一物种。据估计，每年有250亿美元花在靠呼吸机（长期机械通气）生存的人身上[16]。

从哲学的角度上讲，如果意识在死亡的那一瞬间消失的话，那么终有那么一个时间点，与人工维持的生存状态相比，意识消失的混沌状态会成为更好的选择。进一步讲，在达到混沌状态之前，完全不需要忍受不必要的痛苦。死亡可以被看成如同每晚入睡那样自然的过程：在有意识地努力工作一整天之后，一个受欢迎的“混沌”状态。

有些人认为，那些不相信来生转世的人很难平静安然地面对死亡。但是，任何一个在这方面集中注意力做足了功课的人，都可以达到一种平静接受死亡的境界。宗教信众也是一样。其关键在于花时间和精力去化解分析你在这方面的恐惧和焦虑。这一章的最后一段提供了帮助你达到这个境界的建议。

作为无神论者，在你做功课来接受和理解死亡时，没有一个宗教机构及理念可以作为你的后援，为你提供支持和帮助，更难的是找到愿意与你讨论和探索这些问题的无神论者。死亡这个话题好像完全被我们从社会对话中驱逐了。在死亡这个问题上获得精神解脱的关键似乎在于给生命赋予意义。毕竟宗教和灵性的主要功能之一就是解决这个问题。

我在这里用“灵性”这个词来描述一个自然存在的特质，它比肉体、心理以及社会自我（social self）的总和还要大，它涵盖了自我的每一个元素。因此，当你在探索广义的生命意义以及狭义的你个人生命的意义时，最好找到与你自己的肉体自我、心理自我和社会自我都一致的意义。

对于那些视死亡为自然现象的无神论者，这个探索人生意义的过程可能不是很难，完全不必为哲学理念纠结。

最终，只有你可以赋予你的生命及死亡以意义。从现在就开始吧。

无神论者的一次濒死体验

当前，描述临终濒死体验的书很时髦。无神论者大多认为这些书中的记载令人生疑，并找出各种理由不予理睬。这些记载不被接受的一个原因是，无神论者认为这些体验不过是幻象频生的濒死大脑最后一次挣扎劳作的产物。濒死体验的一个特质是，几乎所有描述都暗示将有一个继续进行的来生，这对于无神论者而言在道理上是说不通的。然而，我有过一次采访心跳骤停生还者的独特经历，她讲述的濒死体验应该可以被无神论者完全接受，甚至可以从中找到安慰——哪怕它就是一个濒死大脑的绝唱。

* * *

一天晚上，我有幸在急诊室接诊了一位有名的诗人。她来急诊室是因为她有点担心自己的心脏。如她所说："54 岁时，我已经死过一次了，那次我的心脏没有好好工作。"

当然，这话一下子就引起了我的注意。在给她做检查之前，我问她愿不愿意与我分享她记忆中的体验和感受。在这里，我没法完全复制她用语言描绘的栩栩如生的场景，但她的故事记录如下：

“记得那时我躺在床上，感觉不舒服，于是叫我的女儿。我记得我说出口的最后一句话是‘有什么地方不太对头……’。我记得女儿的脸在我眼里好像藏在云里雾里，看上去很惊慌。她在说话，但没有声音。”

“突然间我感到一种被释放的感觉。一种被我称为‘感情负担’或‘自我’的束缚剥落了，就像脱去一件衣服一样。之后，我感到不可言喻的完美和完整。四下看看，我发现我在自己最喜爱的地方——大海上，身心愉悦地漂浮着。我甚至可以感觉到我对我自己和整个的自我的热爱，包括肉体上、感情上以及其他方面。我没看到第二个人，也没看到上帝等神明的存在。我当时确确实实地感到，如果我在那一瞬间彻底消融，化为一个分子飘入宇宙是再好不过了。”

之后她突然惊醒，8 次体外电击使她的心脏恢复跳动，把她成功地带回了人世间。但是，如果电击不成功，她继续留在死亡状态，变成了宇宙中的一个分子呢？她说那也是完美的。“我会满心安宁地进入那个混沌。”

看来死亡对于无神论者来说，也可以是一种完全自然的，甚至是解脱的体验。

如果你有无神论者安然面对死亡的故事或是经验，请访问 OKtoDie.com 与我们大家分享。

关于有神论者

对于有宗教信仰的人来说，死亡可能被看作是走入另一种生命的神圣瞬间。世界上几大宗教的教义都断言，肉体死亡之时，我们的“内核”不死而继续存在。

犹太教 / 基督教

“尘土（物质的肉体）仍归于地，灵仍归于赐灵的神。”

——《圣经·传道书》[17]，第 12 章第 7 节

“……人死的日子胜过人生的日子。”

——《圣经·传道书》，第 7 章第 1 节

伊斯兰教

“你们都只归于他。真主的诺言是真实的。”

——《古兰经》[18]，第 10 章第 4 节

印度教

“驻在万物之内的灵魂是永生的，不要为不死的永生悲哀。”

——《薄伽梵歌》[19]，第 2 章第 30 节

佛教

“就像出发时间到了，一个旅行者启程上路一样，我将不再在这个世界里停留，而是出发前往那永恒的极乐世界。”

——《西藏生死书》[20]

巴哈伊信仰

“在与肉体分离后，灵魂会继续前进，一直到达与上帝相同的境界，这种境界是时光流逝和人世间的无常都不能改变的。”

——《灵魂之生命的沉思》[21]，巴哈欧拉

道教

“生也死之徒，死也生之始。方生方死，方死方生。”

——庄周[22]

对于宗教的信徒来说，死后来生的前景向他们保证死亡不是生命的最后一个体验。这也减轻未亡人的悲哀，引导将逝者，提供安全感。

如果你认为死亡是灵魂从一种存在状态转为另一种存在状态，而不是灵魂的灭绝，那么你就必须问自己：“什么时候有充分的理由将生命持续地捆绑在肉体上？”

如果你能回答这个问题，你的答案就为你的生命计划提供了框架——并且逐渐欣然地接受将来必然到来的肉体的死亡。

如果你有宗教信众如何用信仰来帮助他们心安地走向死亡的心得或故事，请访问 OKtoDie.com 与我们分享。

* * *

无论是宗教信众还是无神论者，心境安宁地接受死亡是一个不断的进步过程，它应该包括以下几方面。

1. 接受并自由地表达悲伤情绪

所有的失去都会带来悲伤——这是自然和预料之中的反应，是不可能绕开的。走出哀伤各个阶段的唯一方法就是逐个度过每一个阶段。没有任何神奇的技巧或秘诀可以让人减少悲伤，或跳过哀悼自己即将失去的生命。悲伤并不羞耻。相反，真切而深刻的哀伤给所有相关的人（将逝者和未亡人）铺垫了一条通向安宁的路径。

绝大多数人会经历 5 个常见的哀伤阶段，它们的发生并非一定按照下文列出的顺序。

◎ **否认**："这不可能发生。"

◎ **愤怒**："这不公平，凭什么轮到我头上！"

◎ **讨价还价**："上帝啊，求求你，让我（或我的亲人）再活一年。我保证改变我自己。"

◎ **抑郁**："没人关心……反正什么也做不了。"这个阶段的特点是有非常强烈的悲哀和难过，从社会交往中退缩。没人可以借助外力远离这个阶段，但药物或心理治疗可以帮助一部分人感觉好一些。

◎ **接受**："一切都会好的。""我可以安然接受死亡。"

我们鼓励你在任何阶段都从你的医生、专业心理咨询师或互助小组那里寻求支持和帮助。

2．释放未消除的愤怒

愤怒是悲伤的阶段之一。同样重要的是，要认识到过去的人生经历中被压制或未释怀的愤怒。请求宽恕或给予宽恕有助于释放压抑积存的愤怒，有助于心灵向着安宁前进（下一章会讨论）。

3．向自己承诺以最丰富充实的方式度过余生

你和你的亲人们在余下的共同度过的生命时光中应得到有质量的生活。很多医学技术的干预可以延长这段共同度过的时光，但不应该用牺牲生活质量来换取。讨论在余下的共度时光里你希望完成什么任务，并寻求可以帮助你达到目的的医学治疗方法。

4．把注意力放在美、爱以及任何给你带来快乐的人或事上

让你所爱的人或物环绕在你的左右。听最感动你的音乐。在你最喜欢的小径上散步，或坐在可以看到你最喜欢的景色的座位上。闻让你想起童年的花香。给老友打电话。读你最珍爱的书。聆听你自己的心声。

5. 在一切尚未发生时写下或计划你生命的最后一章

写下生前预嘱，厘清你想要和不想要的医护措施。甄选一名医护决定代理人。与你的医生讨论并确定在疾病进程或身体退化到什么特定状态时要激活 DNR 指令。

确定好你认可的护工、养护院、临终关怀服务机构和医院。

安排好你的资产。如果可能的话，预付你的葬礼开销。大致勾画出你想要的埋葬方式和地点、告别仪式、葬礼上的发言人以及悼词等。

第十七章

为了善终而一定要说的6句话

我认为有 6 句话一定要说出口，包括以下两方面：

◎ 要向将逝者说的话（无论听者是否有对等的反应）；
◎ 将逝者要说的话（无论听者是否有对等的反应）。

真实地表达这一章中列出的 6 种情绪，使情感的能量得到释放，可以促进每个相关的人与将至的死亡讲和，得到解脱。

如果这些情感得不到表达，那么被压抑的情感能量会加重愤怒、抑郁和恐惧。将逝者可能会因为希望或等待获得理解而使死亡过程拖延得更长。死亡发生之后，这些压抑的情感可能在生者心中转化成悔恨。

有些时候，将逝者不能放手让自己上路，离开人世。他们变得烦躁，念念不忘一件事、一个景象或一个问题。这通常表明有未完成的任务、未说的话，或者以前没有意识到的未调解的矛盾。在这种情况下，亲友和家人可以提供帮助和支持。帮助应从弄清将逝者的需求开始，这种需求往往是将逝者有话要对他认识的人或曾经认识的人说。尽全力帮助将逝者与这些人重聚，为此所做的一切努力都要及时告诉将逝者。如果一切努力都是无效的，至少将逝者知道已经尽了全力。无论亲属和友人们对这种重聚持什么样的看法、有什么样的态度以及是否“赞成”，大家都应该合力促成重聚。不要忘了，这不是生者“审视”事态的时候，而是满足将逝者需求的时候。

有意思的是，当倾诉对象找不到，或已经离世，或因其他原因不能到场时，将逝者会向替代者倾诉同样的感情。我坐在我奶奶床边陪着她过世时，就目睹了这一幕。她有两个与她疏远了的孩子，已经有一年多没听到他们的任何消息了。她向我表达了如下的情感：“如果我曾经伤害过他们，那真是很对不起他们。我尽力了。我从心底里原谅了他们。我永远爱他们。他们是我的孩子。”

在理想的状态下，将逝者和生者都应该充分表达这 6 种情感。我认为这些表达可以释放累积的情感能量，让每个相关的人都可以轻装前进。否则，将逝者可能会停滞在死亡进程的某一阶段，或者花极大的、他已经不具备的力气来努力放手；而生者可能会在死亡发生之后停滞在哀伤的 5 个阶段中的某一个阶段，大多在愤怒和抑郁阶段。

你或你的亲友可能会经历一个缓慢而有预期的死亡过程，也可能在明天毫无征兆地突然离世。你是否已经说出了你需要说的话？

我希望你有机会表达以下这6句话：

“对不起。”

“我原谅你。”

“谢谢你。”

“我爱你。”

“可以走了。”

“再见。”

1．“对不起……”

“对不起我伤害了你。对不起我让你失望了。对不起我离开了你。对不起我忽略了你。对不起我把工作排在了你的前面。对不起我打了你。对不起我没有保护好你。对不起你跌倒时我没有扶你。对不起我从来没有为你腾出过时间。对不起我不合格。对不起我虐待了你。对不起我贬低了你。对不起我不曾说过‘我爱你’。对不起我没有早些向你请求你的原谅。对不起我没给你写信。对不起我没去看望你。对不起我让你没面子。对不起我欺骗了你。对不起我偷了你的东西。对不起我从来不给你打电话。”

“对不起____________________”（填你自己的话）

____

____

____

____

2．“我原谅你……”

“我原谅你离弃了我们。我原谅你没说实话。我原谅你酗酒。我原谅你打了我。我原谅你的坏脾气。我原谅你有问题不解决。我原谅你从不说‘谢谢’。我原谅你的软弱。”

“我原谅你____________________”（填你自己的话）

____

____

____

____

____

3．“谢谢你……”

“谢谢你的爱。谢谢你照顾我。谢谢你给我的时间。谢谢你来看我。谢谢你帮我看孩子。谢谢你给我买药。谢谢你给我一个家。谢谢你这么多年的忠诚。谢谢你带我去看医生。谢谢你喂我吃饭。谢谢你原谅我。”

“谢谢你____________________”（填你自己的话）

____

____

____

____

____

4．“我爱你……”

“我爱你。我爱你的笑脸。我爱与你同度的时光。我爱你的厨艺。我爱你读书给我听。我爱你的大笑。我爱你的慷慨大方。我爱你，哪怕你认为自己不值得这份爱。我无条件地爱你。我会永远爱你。我爱你到永远。”

“我爱你____________________”（填你自己的话）

____

____

____

____

____

5．“可以走了”。

“可以走了。我知道你累了。你不必在这里彷徨。能做的你都做了。你不必坚持了。当你觉得是时候了，就放心地走吧。一切都会好起来。你再也不用受罪了。你自由了。你已经做得很好了。可以上路了。”

“你放心走吧____________________”（填你自己的话）

____

____

____

____

6．“再见。”

“再见，我的爱。在那边见。待到重逢时。今日道再见。再见。”

“再见____________________”（填你自己的话）

____

____

____

____

____

____

你需要对谁说这6句话？现在就开始计划。

1.____________________________________

2.____________________________________

3.____________________________________

4.____________________________________

5.____________________________________

6.____________________________________

7.____________________________________

8.____________________________________

9.____________________________________

*撰写这一章的灵感来自艾拉·毕约克（Ira Byock）医生的工作，他是《四件最重要的事情》[23]一书的作者。他的书诠释了为了安宁地生活和离世，人际交流中应说出以下4句最重要的话：

“请原谅我。”

“我原谅你。”

“谢谢你。”

“我爱你。”

毕约克医生的书中也包括了道“再见”，但是我还添加了一项。我认为对于最终的放手和解脱，“可以走了”是关键的一项。

第十八章

留给后人的遗风

一项我被多次赋予的特殊重任就是向亲友们传达他们所爱的人过世的消息。哪怕是对于那些做了充分准备的听众，这个信息也总是引起巨大的悲伤，那是一种从心底里涌起的哀痛。那种哀痛有时会包括一些意外的元素，例如喜悦和释怀，或者是愤怒。这些都是正常和自然的反应。每个人都会亲身经历急性哀伤反应的这种体验。然而，很快我们的思想就会转移到对逝者一生的回忆。我们开始从他们过去的生命中看出他们的遗风。“他是个好人。”“她把一生都献给了别人。”“她是我最暖心的小宝贝。”

只有死去，我们的生命故事才完整。死亡是我们生命诗篇的最后一行和最后一个句号。但这并不是全部，也许诗篇的终曲为生者的成长吹响了号角，就如同我们常常被伟大著作的结局所感动。一个人的终点可以作为伟大的榜样或者另一个人的新起点。

在我们的文化里，在守灵时、葬礼上或追思会上，我们会讲述并总结死者的生命故事。在回忆刚刚过世亲人的一生时，我们欢庆、痛哭、悲伤或被启发。受到他们遗风的感召，我们要在有生之年变成更好的自己。在我们的一生中，如果我们总是勇敢地迎接挑战，如果我们总是选择高尚的道路，如果我们遇到逆境也不改初心，如果我们总是尽力地帮助邻居，如果我们总去振奋贫困和孤独的人，如果我们谦恭地把自己奉献给高尚的事业，那么我们的故事就会成为一部史诗，激励后人去发挥他们所有的潜能。

《钦定版圣经》(*King James Version of the Holy Bible*) 中记载了一个古代中东的寓言故事。《约翰福音》第12章第24节说："一粒麦子不落在地里死了，它仍旧是一粒；若是死了，就结出许多籽粒来。"

换句话说，一粒麦子必定要通过死亡才能最大限度地实现它的潜能。只有麦粒从它的秸秆上脱落，掉进泥土里死去，它才能发芽成长，产出丰富的生命和果实。数不清的一代又一代的生命可能来自落入土中死去的一粒良种。一个好好活过的生命所留下的遗风会产生强大的力量。在告别仪式上，满屋的人都曾被一个生命触动过。在生命的终点，反思逝者对他们的影响，这些人会发誓要站得更挺直、工作得更努力吗？他们会做出更多勇敢的选择、追求更高的目标吗？他们会激励后代向更高、更难处攀登吗？也许这都是因为你。

你生命的故事和遗风是什么？你将怎样被后代记住？你要留给后人什么样的建议？

有很多方法可供你自行探索和回答以上问题，其中一个新颖的方法是一种治疗性的干预，由哈维·马克斯·乔奇诺夫（Harvey Max Chochinov）医生设计，被称为“尊严疗法”[24]。这种治疗通常由经过培训的专业人员主持。对下列这些问题的讨论和答案会被仔细记录在一个精心编辑的文件里，这个文件可以作为你精神遗产的一部分，与他人分享。

尊严治疗

◎ 给我讲一点你的历史，尤其是你记忆最深刻或者你认为最重要的片段。你记得什么时候自己最有活力吗？

◎ 你有什么事情想让你的家人知道吗？你有什么事情想让你的家人记住吗？

◎ 你生命中的哪个角色是最重要的（家庭角色、职业角色、社团角色等）？为什么这个角色对你而言最重要？在这些角色中你成就了什么？

◎ 你最重要的成就是什么？你最引以为傲的是什么？

◎ 有什么话你还需要对你爱的人说？有什么话你觉得还要跟他们再说一遍？

◎ 对你的至爱亲朋，你有什么希望和梦想？

◎ 你一生中有哪些学到的经验想向他人传授？有什么建议或指导你想告诉他们（孙辈、儿子、女儿、丈夫、妻子、父母以及其他人）？

◎ 你认为有什么话语甚或指令可以帮助家人为未来做准备?

◎ 在创建这个永久性的记录时，你还想加进哪些内容?

设计者：哈维·马克斯·乔奇诺夫医生，曼尼托巴省肿瘤医护中心。经允许使用。要获得更多信息，请访问 www.dignityincare.ca。

* * *

无论我们是否参与了我们生命故事的记录过程，这些故事终归被我们创造了。它可能是由你的亲朋好友，或者是由你偶然认识但被你触动、因你而改变了生命的人编织出来的。不要忘了，你的生命故事是你留给后人、指导后人的遗产中重要的组成部分。

谁将讲述你的生命故事?这个故事将会被怎样讲述?

在我们的文化里，对一个逝去的生命最后的公开总结往往是悼词，在追思会或葬礼上诵读或印刷分发，是对逝者生命的赞颂和回顾。悼词是你生命诗篇终曲最后一行和最后一个标点符号的组成部分。你想过由谁来做这件事吗?

如果你被邀请致悼词，请把这个邀请作为一份荣耀。请把注意力放在逝者身上，而不要放在你自己的紧张情绪或自认为不配致词的感觉上。如果你被邀请发言，说明有人认为你具有足够的语言能力和视野，能代表出席者表达那一刻的感受和思想。

如果你不知道从哪里开始，下面是几点建议。

悼词中包含的内容

◎ 对逝者这一生的概述，可以包括他先辈的历史，以及他的爱好、工作和成就。信息可能来自个人讲述、日记以及任何有历史意义的文件。
◎ 你最珍贵的有关逝者的回忆。
◎ 对逝者有特殊意义或者是反映逝者生命的诗歌、警句、歌曲或宗教经文片段。
◎ 逝者用语言或行动留给后人的经验教训。
◎ 鼓励生者应用这些经验教训来成就更好的自己，以此向逝者致敬。
◎ 对生者的悲伤感同身受，肯定逝者将被想念。
◎ 表达爱、感恩和心境安宁。

我快要写完这本书时，我奶奶去世了。很早以前她就指定我在她的葬礼上致悼词。反复思考之后，我决定采纳我自己在这一章里的建议，下面就是我写下的悼词：

“当我告诉我的孩子们甘甘（我们家里对奶奶的称呼）去世的消息时，我们全都哭了。之后我的大女儿说：‘我哭是因为我为她高兴，为我们难过。’她说出了真理。

“我希望大家都知道，这一切都是对甘甘祈祷的回答：她想在夜里快快地离世，她不想进养护院卧床不起，被人照顾。上帝满足了她心中最大的愿望。星期三晚上我们送她进了急诊室，在那里她看着我和急诊科医生的眼睛说：‘我准备好要走了。’

“她的愿望实现了。16 小时之内，她从在自己家里走路说话，转为去往天国的家里走路说话。所以我希望你们知道，她的去世是一个恩典。她以自己所希望的方式离开了这个世界，不必再受苦受罪。

“不光她的去世是一个恩典，她的生命也是一个恩典。上帝给了她在人世间 86 年的生命，但她的教诲是永存的。她的言行都为我们树立了榜样。

“我认真回顾了甘甘的一生，她留给我们的教导可以用四个‘G’来概括：①感恩（gratitude）；②给予（giving）；③淡定（grace under pressure）；④眼望上帝（look to God）。

“第一，她教我们感恩。我总跟甘甘说上帝赐给了她一颗感恩的心。很多我们认为理所当然的事，甘甘都时时不忘、时时感恩。多年前她写过一种谢恩题材的诗，列出了她所有要感恩的事，包括感谢她身体的各个部位。我记得她写道：‘我感谢我的膝关节，虽然它们不如过去那样弯曲自如；我感谢我的两只脚，因为我曾读到过无脚者的故事。’

“甘甘每天都写详细的日记，记录她每一天的日子。我有她从 2007 年至今的日记。在每个日记本每页的最上方她都写下：‘感谢上帝又赐给了我一天的日子，感谢上帝赐给我的所有恩典。’

“每一页里都记载了她每日生活的细节，以及她多么感激那一天发生的每一件事。例如：‘感谢上帝今天下了雨。’‘托尼娅今天给我带来晚餐和信件。我感谢她为我做这些事。’‘我打电话给黛西修女，感谢她为我祈祷。’‘查尔斯帮我往空气加湿器里加水，我感谢他。”

“我认为甘甘的安宁和幸福是她感恩所得。她有福是因为她听从保罗在《帖撒罗尼迦前书》第5章第18节的教诲：‘凡事感恩。’

“第二，她教我们给予。她总在‘制作和给予’他人东西。几乎她的每一个孙辈和曾孙辈都有一条她亲手为他们做的百衲被子。这个房间里的每个人大概都收到过她亲手做的、天下最好吃的草莓酱。她借着满天下找得出的各种借口送出过几千个她烘焙的蛋糕和饼干。她总说‘给予好过接受’。在她生命的最后几年里，虽然她腰酸背痛，但还要坚持“制作和给予”。我们要她慢一点、停一停，但她说‘这是我还可以为我爱的人们做的唯一的事了。’

“在生命的最后几小时里，她还想着别人而不是自己。她要把病床上的枕头给我，使我更舒服些。她要大家都尽快回家，这样我就可以躺平了休息。如果我们的心都能像她一样，总为他人着想，这世界会很不一样。

“第三，她教我们在压力下保持淡定优雅。甘甘的生活不容易，但她从不抱怨。我们不必去历数她经历的种种痛苦和哀伤，但我们要记住她从来没被压倒过，这也是为什么我们都觉得她是不可战胜的。无论生活给她带来什么样的挑战，她都坚强应对，而且继续感恩、继续给予，而不是低头自怜或宣告失败。

“稍微改动一下的《雅各书》第 1 章第 12 节可以解释甘甘承受这些痛苦之后所获得的赏赐：

> ‘忍受试探的（妇）人是有福的…… 因为（她）经过试验以后，必得生命的冠冕，这是主应许给那些爱他之人的。’

“第四，甘甘总是眼望上帝，总是鼓励我们也像她一样。她坚定的信仰是她生命中一切福祉的基础。在大事小事里，她都能看到上帝之手，从春天花蕾的奇迹，到桌上放在她面前的食物。

“如果这些永恒的品质没有始终贯穿在她的一生，她不可能传给我们这些教诲。她是降临于我们中间的天使，她的一生都专注于她爱的天父。

“我们都应该受到她的鼓舞，再努力一些，再多些感恩、多些给予和宽恕，在我们的生活中体会上帝之手。

“甘甘，我们爱你，我们想念你。我们为自己难过，但我们为你的自由高兴。谢谢你给予我们的一切！”

第五部分

一个新方向
——生命终期要做的决定

第十九章

怎样为他人做决定

当他人不再有能力为自己做决定时，我们怎样为他们做决定？这就是医护决定代理人的任务。

一位 85 岁的老人送他 103 岁的父亲来到急诊室。患者几乎全聋了。我用自己最大的声音说话，他还是什么都没听见，但他看上去倒没有什么疼痛或不适的表示。我问儿子为什么送他来急诊室，他说："护理院的护工说，一小时前他捂着胸口大喊：'我心梗了！'"

患者看上去情况不错，身体检查及心电图都没发现异常，于是我等着血液化验的结果，看看有没有心肌损伤。意外的是，血液检查结果表明确实发生了心肌梗死。对如此高龄的患者，我们常规是不建议做任何创伤性的干预治疗的，所以我需要与患者及其家属探讨他们有什么医护方面的愿望，有什么措施可供选择。因为患者听不到我说话的声音，所以他没有能力参与讨论，于是我问他的儿子（他是被授权的医护决定代理人）他们是否谈论过生前预嘱之类的话题。

85 岁的儿子回答："我们从来不说什么生啊死啊之类的话题。医生，你认为什么最好就做什么吧。”

所以，如果你现在85岁或103岁，还从来没思考过死亡和将逝的问题，那么我们非常高兴你在读这本书！如果谁都不说出自己生命终期的愿望，当我们的亲人不再有能力理解或表达自己的愿望而失去决策能力时，困境就会出现，如同这位85岁的老人所面对的、不知该怎么做的窘况。

如果你是被亲友指定的医护决定代理人，当医生认为患者没有能力为自己做决定时，你可能就变成了决定者。通常，在下列问题的答案中有一个为“不”时，医生会考虑由代理人做决定。

◎ 患者有能力选择并表达他的选择吗？
◎ 患者有能力理解风险、收益、替代方案以及所做决定的后果吗？
◎ 患者能够推理并解释他所做决定背后的逻辑吗？
◎ 如果已知他的价值观，他做的决定与他的价值观一致吗？[25]

最理想的状况是，当你需要为亲人做决定时，你的亲人已经有一份“生前预嘱”作为你替他做决定的指南。如果你的亲人已经通读过这本书，并对书中的每个问题都写下了他的答案，你非常幸运。当你必须替一位不再能为自己做决定的亲人选择下一步时，我的朋友达蒙·菲耶罗医生帮我创造了一个工具，帮助你预见如果你的亲人在此时此地，他本人会做什么样的选择。这个工具能帮你重建亲人在没失能之前的核心价值体系和个性特征。它能有效地把你个人的担忧和焦虑从决策过程中剔除，使决策过程完全尊重患者的精神内核，并以此作为他未来选择的方向。

下列工具被称为“菲耶罗的 4 个‘R’：为医护决定代理人设计的工具”，可以由代理人自行掌握应用，也可以在第三方的指导下应用，例如当医生要你形容患者的愿望和倾向时。

菲耶罗的 4 个“R”：

为医护决定代理人设计的工具

你作为一名被授权的医护决定代理人，不必自己一个人做出决定。让（你的亲人）按照下面的步骤为自己做出决定。

1. 深入思考

回忆并想象（你的亲人）在还能为自己做决定时的模样。

____

____

2. 重建他 / 她的偏好

回答下列问题：他 / 她最喜欢什么？他 / 她最喜欢的颜色是什么？他 / 她有哪些爱好？他 / 她最喜欢的食物是什么？

他 / 她最不喜欢什么？

____

____

3. 重建他 / 她的价值系统

仔细思考：他 / 她是谁，他 / 她的看法或主张，以及他 / 她的信仰。他 / 她的价值观是什么？他 / 她会选择怎样生活？

____

____

4. 回顾摆在面前的医护选择并做出决定

现在想象（你的亲人）站在你身边，看着躺在病床上的自己，听到了医生的诊断和所有可供选择的选项。他 / 她会希望我们下一步做什么？或者他 / 她不希望我们做什么？

____

____

* * *

通过重建患者的过去，把注意力完全放在患者的愿望上，可以获得 3 个潜在的优质结果：

◎ 产生对患者生命和价值观的敬重。

◎ 增加所做出的决定与患者自己的决定一致的可能性。

◎ 减轻决策人及家人因替患者决定而产生的负罪感，减少做出将来会后悔的决定的可能性。

我大力推荐使用这个指导工具或类似的工具。相当比例的决定代理人在做出决定之后的数月甚至数年都在负面的感情负担中挣扎，尤其是为那些完全没有留下任何指令或愿望的将逝者做决定之后。

与此相反，那些知晓哪种干预手段与逝者本人的愿望一致的决定代理人，会为他们做出的决定感到心安。这些代理人大多觉得他们帮助逝者实现了临终愿望。

第二十章

个人自我评估量表和前瞻性的医护决定

读到现在，你应该比较清晰地知道你会为自己或为亲人接受还是拒绝哪些医疗干预。但是这个拼图还缺一块重要的拼板：

你不但要知道接受还是拒绝什么，你还必须知道在**什么时候**接受或拒绝什么。

“生前预嘱”是为了未来某一个未知的日子，而DNR/POLST指令是为了当下。现在还没有这样一个指导大纲来帮你预先计划在生命终期的每一个阶段，当每日的生活质量到达哪种状况时，你将激活你的“生前预嘱”，告诉你的医生开始实施你的选择和愿望。这叫作“前瞻性的医护决定”，意思是提前想好在你身体不断衰竭的每个阶段，你的要求都是什么。

因为目前没有任何机制可以根据生活质量的客观指标来激活“生前预嘱”的条款，我和迈克尔·唐宁医生及维多利亚临终关怀协会合作推出《个人自我评估量表》（Personal Self-Assessment Scale，PSAS）。PSAS 由已经在医学界应用的量表——《和缓医疗疗效评估量表》[27]（Palliative Performance Scale，PPS）改编而来。

我们认为 PSAS 这个新工具会给那些希望为自己提前计划好一个有尊严的人生终期的人提供很大的帮助。这个表格列出了健康或疾病状态的不同阶段下人体的各种功能水平。它可以帮助你为自己和家人厘清复杂的问题。在问题发生之前，你可以预先决定在身体状况转差的每个阶段都接受或放弃哪些干预手段。因此，这个量表在你起草“生前预嘱”时是非常有价值的工具，在你的医护决定代理人必须为你做决定时也是一个清楚的指南，保证你的愿望可以得到实现。

从拥有完整活力的 100% 到距死亡最近的 10%，PSAS 定义了日常活动的活力上下限。在考虑各种医学干预时可以参考这个表格，尤其在考虑眼前或未来的复苏指令、人工营养、补液要求时，可以使用这个表帮助做决定。例如，我现在是在 PSAS 100% 的完整功能水平，我的计划是如果我有慢性疾病，在逐渐衰弱至 PSAS 降到 50% 时，我会选择激活 DNR（请勿复苏）指令。（患慢性不治之症失能到 PSAS 50% 的水平，与患有很可能痊愈的急性病时出现的 PSAS 50% 的失能状态是完全不同的，做出的抉择也不一样。）当 PSAS 水平降到 40% 时，我将开始拒绝任何人工肠道营养和静脉补液。

如果没有事先表明你的愿望，你可能会像第五章里的约翰逊太太一样瘫痪在床、不能讲话、不能吃饭、意识不清（PSAS=10%），通过胃肠插管维持营养。一个好意的医护决定代理人要求医生想尽一切办法，动用大口径静脉输液，进行胸部按压、电击、气管切开，让你无论如何都"活"着。与此形成对照的是，如果我们通过运用PSAS这个文件事先澄清约翰逊太太自己的愿望，那么她生命的最后几年、几天、几小时可能会很不一样。

请读下面的PSAS表格样本。

那么，如果根据我自己的PSAS表格，我的"前瞻性指令"会是什么样的呢？当我没能力继续工作，因为疲倦而在一天的大部分时间内都坐着或卧床不起，需要别人照顾日常生活，走路要人搀扶（PSAS水平为50%）时，我的医生会问我是否要签名激活DNR指令，我会同意。如果这之后哪一天我被发现躺在沙发上，没有脉搏、没有呼吸，我的家人不会去打911叫急救车，不会开始胸部按压，而是围绕着我，抚摸我的身体，向我轻柔地道"再见"，他们内心安宁，因为他们知晓："这就是她的愿望。"

当你把按照说明填好的PSAS放进你的"生前预嘱"时，你终于可以安心了。你知道，哪怕有一天你失能了，你已经为你的亲朋好友、医护决定代理人减少了很多烦恼和压力。**因为他们将知道你对未来的愿望**。他们不但知道"愿望是什么"，而且知道愿望对应的"时间"。根据你的指令为你做决定，使他们感到在支持你完成你的愿望，因此为你做决定时少了很多负担和纠结。

个人自我评估量表（PSAS）

						个人选择			
PSAS 水平	活动范围	运动水平	生活自理程度	摄入水平	意识水平	DNR	NO AN	NO IVH	OTHER
100%	完整	正常活动和工作 无疾病状况	完全	正常	清醒				
90%	完整	正常活动和工作 有疾病状况	完全	正常	清醒				
80%	完整	正常活动和工作时感觉疲劳 有疾病状况	完全	正常或减少	清醒				
70%	缩小	不能正常活动和工作 明显疾病症状	完全	正常或减少	清醒				
60%	缩小	不能继续业余爱好或家务劳动 明显疾病症状	有时需要帮助	正常或减少	清醒或糊涂				
50%	大部分时间为坐卧位	不能进行任何劳作 重症疾病	需要较多帮助	正常或减少	清醒或嗜睡或糊涂				
40%	大部分时间卧床	不能进行大部分活动 重症疾病	大部分需要帮助	正常或减少	清醒或嗜睡 +/– 糊涂				
30%	完全卧床	不能进行任何活动 重症疾病	完全需要帮助	减少	清醒或嗜睡 +/- 糊涂				
20%	完全卧床	不能进行任何活动 重症疾病	完全需要帮助	小口少量饮水	清醒或嗜睡 +/- 糊涂				
10%	完全卧床	不能进行任何活动 重症疾病	完全需要帮助	只进行口腔护理	嗜睡或昏迷				
0%	死亡								

说明：

A）从左向右读懂每个 PSAS 水平的表现。
B）读懂 PSAS 的各个水平之后，再去读右侧的个人选择表格。
C）每一列个人选择代表你可以提前选择在某个 PSAS 水平时激活的选项。
　DNR = 不要复苏（不要心肺复苏，不要电击，不要气管切开）
　NO AN = 不要人工营养（例如胃肠管饲）
　NO IVH = 不要通过静脉人工补液
　OTHER = 你选择接受或拒绝的其他任何医学手段（例如输血、肾透析、和缓医疗之外的住院治疗等），详细内容要写在下面的空白处。
D）对于每一个可供选择的医疗手段，在你选择的 PSAS 水平那一行打叉（例如在 PSAS 水平为 30% 时拒绝复苏，则在 PSAS 30% 对应行的 DNR 列打叉）。
E）签名并写上日期。一份放进你的生前预嘱，一份给你的医护决定代理人，一份给你的医生，还可以分发给你认为应该知道你的选择的每一位亲友。每次去见任何医生时都记得带上一份。记住，在任何时候你都可以在表格上写明“无效”，撕毁旧表格，重新填写、更新表格上的选择。记着将新版决定表格给医护决定代理人、医生、家人和友人，以取代旧表格。

＊你必须在意识完全清醒时为自己做决定。

在此处写下你的其他选择

签名：________________　日期：________________

见证者 / 公证人：________________　日期：________________

（强力推荐每 6 个月或者在每一次身体情况有重大改变之后，重审一次自己表格的内容，这样才能保证个人的选择与当时的状况相符。当需要改变或更新时，填写一张新的空白表格，写上新的日期，销毁旧表格。）

需要新的 PSAS 表格时，请访问我们的网站 OKtoDie.com，在“资源”页面上点击“PSAS Form”。

最后提醒

1．PSAS 如同别的前瞻性文件，可以在任何时候更新或宣布无效。

2．PSAS 应该与亲友、医护决定代理人、医护人员分享。每次去见医生都带上一份。

3．PSAS 应该放在你“生前预嘱”里显眼的地方。

4．医生可以根据你在 PSAS 上的选择更新关于你生命终期医护的医嘱（DNR 和 POLST）。

5．当你失能之后，PSAS 将被用来指导你的医护决定代理人为你做决定。它会减轻他人为你做决定时的畏惧和负罪感。

6．你可以去网站 OKtoDie.com 的资源页面下载免费的 PSAS 空白表格。

第二十一章

写给医生们

医生们，与你们的患者讨论死亡这个话题的时候到了：讨论他们自己、他们父母死亡的时刻，讨论人固有一死的现实。人们渴望来自你们的指导。他们的需求不是由一名医学技师就可以满足的。他们需要一个饱学的朋友向他们讲解衰老的自然过程，以及不治之症的自然进程。不要忘了，在我们的社会里，医生几乎有着“神父”般的社会地位。正因为如此，来自你的辅导和支持可以给予患者和家属极大的安慰。他们想知道，当你的父母或你的配偶处于相同状况时，你会怎么做。

我们职责的一部分就是辅导我们的患者，在他们需要为自己或亲人的健康或生命做出决定时，他们可以做出知情的决定。令人难过的是，医生们常常没有完成好这一部分任务。患者把肉体和精神完全暴露在我们面前，赋予了我们神圣的信任。如果我们反过来向他们隐瞒他们衰老或疾病进展的真相，那么我们在帮一个大倒忙。如果躲避有关死亡或死亡将至的诚实对话，或者给予患者希望的假象，我们医生就剥夺了患者在生命终期获得安宁和解脱，以及为自己的生命创造意义的机会。你的患者需要听你告诉他：他生命末期的选择是合理的，死亡是可以发生的，也必须允许它发生。因为，死亡是生命的一部分。

* * *

作为一名急诊科医生，日常工作中最令我不舒服的工作职责就是向患者解释你没有说清楚的地方，通常是疾病的全貌。在向患者及家属解释正在进行的治疗，以及这个治疗失败或无效后下一步的对策时，你们都做得很好。但是，我的患者很少从你们口中听到“请让我向你解释一下典型的充血性心力衰竭或慢性阻塞性肺疾病晚期及终期的疾病发展过程”，“我一直在考虑你的情况。根据你目前的症状，我想与你讨论一下和缓医疗的选择”，甚至是“这一次发作很可能导致死亡，我们应该请来临终关怀专家会诊”。我们的患者应该知道真相，他们应该获得由同情心、同理心送达的真相和可提供的选择，哪怕我们已经觉得自己过劳并且时间不够。

我可以想象你在对自己说：“她这样一个急诊科医生有什么资格告诉我怎么行医！”没错，我没有受过你的专科培训，不知道你的工作压力。我所知道的是：我每次在急诊室值班时都至少会遇到一两个大吃一惊的患者和他们的家属，他们都以为只要来看病，“奶奶”就能回到6个月前那个基本良好的状态。我也会遇到那些明显在忍受痛苦的疾病终末期患者，但他们对临终关怀的了解却仅限于道听途说，完全不知道它能给患者带来什么样有益的影响。每次值班我都会询问患者是否有DNR指令。太多次了，答案是：患者及家属从来都没有讨论过如此极端重要的问题。作为一名急诊科医生，哪怕我再有同情心和同理心，对患者来说，我也是一个完全陌生的人，他们宁可与你——他们的家庭医生或专科医生进行这个对话。

这类问题对你我而言不会变得更容易。今年①，婴儿潮的第一批人 65 岁了。《急诊医学》[28] 的文献预测：老年人的急诊量到 2013 年会加倍，而且 65 岁以上来看急诊的患者有 50% 会转入住院治疗！你我最好携手合作，为这数量剧增、直面生命终期的患者人群做好准备。患者自己若是知情、有准备，你半夜被紧急电话叫醒的机会就会减少，你半夜接到我的电话的机会也会减少。

与一般人群相比，你我为自己、为家人做医护决定容易很多。我们了解医疗系统，了解可供选择的选项；我们也知道生命和死亡的自然过程。难道，这不是我们的患者同样应该拥有的吗？

这个要求听上去像是一个会压垮我们的重任吗？也许是这样。但幸运的是，现在医护人员可以获得辅导和支持的资源逐渐增多。目前的问题在于，如果你本人不是临终关怀或和缓医疗的专科医生，你可能觉得无从下手。我过去就是这样，没有清楚的路径引向我要去的方向，不知从哪儿开始。现在，我为你们留下了脚印。

① 译者注：2011 年。

我有5点建议，具体如下：

1. **接受教育**。

2. 在得到认可的州**使用POLST**（《有关生命维持手段的医嘱》），在没有得到认可的州开始倡导，争取州里的认可。POLST的标准语言里包括了DNR，但它比DNR更完整而且“便携”。患者在哪里，POLST就在哪里生效，例如在家里、助养机构、长期护理机构和医院。

3. **帮助你的患者利用PSAS**（《个人自我评估量表》）——一个协助做出前瞻性医护决定的工具，**提前做好决定**。

4. **协助医护决定代理人**，在决定的过程中**利用菲耶罗的4个“R”**来做指导。

5. 在患者入院和出院时，与其**讨论并记录下来患者对复苏或其他相关医疗干预的愿望**。

接受教育

这方面最完整的材料见于“和缓医疗和生命终期医护培训项目”（Education in Palliative and End-of-Life Care Project，EPEC）。这是一个进行了12年，为了促进生命终期相关医学知识的进步而开展的项目，它包括在线资源（含继续教育）和现场实习。

可访问www.epec.net获得更详细的资料。

为了迅速地搜索这方面的背景资料，可以访问由威斯康星医学院维护的“生命终期/和缓医疗教育资源中心”（End-of-Life/Palliative Education Resources Center，EPERC）。你可以通过访问以下网址很快掌握必要的信息，或找到关于死亡或濒死主题的咨询信息：

www.eperc.mcw.edu/EPERC/FastFactsandConcepts

使用POLST

迄今为止，生命终期医疗和护理管理最有价值的工具之一就是POLST。POLST的全称是“有关生命维持手段的医嘱”（Physician Orders for Life Sustaining Treatment）。它是一个由州政府批准的便携式纸质表格，记录了重病患者有关维持生命的医学治疗手段的指令。它结合了DNR指令和过去只在“生前预嘱”中或由患者口头表达的愿望。这就保证了你的患者自身愿望得以实现，因为这些愿望变成了真正的、具有来自你这位医生的签字的医嘱。

自2004年以来，美国POLST倡议工作组不断协助越来越多的州和社区建立并实施自己的计划。在我写下这行文字时，大约有10个州和数个社区已经实行了这个工具的不同版本，还有几个州正在研发自己的计划。请访问www. POLST.org去参考表格样例，看看你所在的州或社区是否已经采纳了POLST这个工具。如果没有，那么从你做起，开始倡议启动一个计划！

POLST 通常解决下列问题：

A．心肺复苏的愿望。

B．要求的医护干预水平：

i．全力治疗；

ii．有限的治疗性干预；

iii．仅限改善舒适程度的医疗。

C．抗生素使用的选择：

i．积极治疗；

ii．非创伤性（静脉 / 肌内注射）使用抗生素；

iii．谢绝抗生素治疗，除非为了促进舒适。

D．人工提供液体和营养的选择：

i．长期胃肠饲管营养和静脉输液；

ii．有限期的饲管营养和静脉输液；

iii．拒绝使用饲管或进行静脉输液。

帮助你的患者提前做决定

利用 PSAS 这个新工具帮助你的患者做准备，根据生活质量的客观测量标准，提前做好医护措施的选择。

在前一章里我已经介绍了这个工具，在这一章我希望从医护工作者的角度再做一些说明。

我与迈克尔·唐宁医生及维多利亚临终关怀协会携手合作，推出了《个人自我评估量表》（PSAS）这个协助做出前瞻性医护决定的工具。创建这个工具是为了帮助患者对未来的医护愿望有更客观、清晰的描述。这个工具是从《和缓医疗疗效评估量表》（Palliative Per-formance Scale，PPSv2）改编而来的，PPSv2 在和缓医疗界是用于功能评估的快速交流工具，也用于预后评估[30]。

我们改编成的 PSAS 也是一个交流工具，用于计划未来将采用的医护措施，并应该被纳入“生前预嘱”之中。PSAS 使用让一般人和医护工作者都容易理解的语言，清晰定义了生命终期“功能的退化模式”。（请参考书后专业词汇表中有关 PSAS 和 PPSv2 不同用途的讨论，以及哪些来自 PPSv2 的条目不适合纳入 PSAS。）

我们推荐的 PSAS 使用方法如下：当患者仍然具有做决定的能力时，他们可以选择在将来的某个特定的 PSAS 水平激活 DNR 和（或）选择谢绝其他医疗措施如人工营养补液（在相应的格子里打叉）。医护人员在临床检查患者时评估患者是否已经达到了他曾自主决定启动 DNR 及其他指令的 PSAS 水平，若已经达到，医生则要开始与患者和（或）家属讨论激活 DNR 或其他指令。若讨论结果是实施既定计划，则应在相应的表格如 DNR 或 POLST 上签字。

如果患者因终末期疾病或慢性病而失能，那么指定的医护决定代理人可以利用这个提前填好的表格，根据患者以前表达的在不同功能水平时的医护愿望，在医生的帮助下，为其做出相对知情的决定。

个人自我评估量表（PSAS）

PSAS 水平	活动范围	运动水平	生活自理程度	摄入水平	意识水平	个人选择：DNR	个人选择：NO AN	个人选择：NO IVH	个人选择：OTHER
100%	完整	正常活动和工作 无疾病状况	完全	正常	清醒				
90%	完整	正常活动和工作 有疾病状况	完全	正常	清醒				
80%	完整	正常活动和工作时 感觉疲劳 有疾病状况	完全	正常或 减少	清醒				
70%	缩小	不能正常活动和工作 明显疾病症状	完全	正常或 减少	清醒				
60%	缩小	不能继续业余爱好或 家务劳动 明显疾病症状	有时需要 帮助	正常或 减少	清醒或 糊涂				
50%	大部分 时间为 坐卧位	不能进行任何劳作 重症疾病	需要较多 帮助	正常或 减少	清醒或嗜 睡或糊涂				
40%	大部分 时间 卧床	不能进行大部分活动 重症疾病	大部分需 要帮助	正常或 减少	清醒或 嗜睡 +/– 糊涂				
30%	完全 卧床	不能进行任何活动 重症疾病	完全需要 帮助	减少	清醒或 嗜睡 +/- 糊涂				
20%	完全 卧床	不能进行任何活动 重症疾病	完全需要 帮助	小口少量 饮水	清醒或 嗜睡 +/- 糊涂				
10%	完全 卧床	不能进行任何活动 重症疾病	完全需要 帮助	只进行 口腔护理	嗜睡 或昏迷				
0%	死亡								

说明：

A）从左向右读懂每个 PSAS 水平的表现。
B）读懂 PSAS 的各个水平之后，再去读右侧的个人选择表格。
C）每一列个人选择代表你可以提前选择在某个 PSAS 水平时激活的选项。
　DNR = 不要复苏（不要心肺复苏，不要电击，不要气管切开）
　NO AN = 不要人工营养（例如胃肠管饲）
　NO IVH = 不要通过静脉人工补液
　OTHER = 你选择接受或拒绝的其他任何医学手段（例如输血、肾透析、和缓医疗之外的住院治疗等），详细内容要写在下面的空白处。
D）对于每一个可供选择的医疗手段，在你选择的 PSAS 水平那一行打叉（例如在 PSAS 水平为 30% 时拒绝复苏，则在 PSAS 30% 对应行的 DNR 列打叉）。
E）签名并写上日期。一份放进你的生前预嘱，一份给你的医护决定代理人，一份给你的医生，还可以分发给你认为应该知道你的选择的每一位亲友。每次去见任何医生时都记得带上一份。记住，在任何时候你都可以在表格上写明“无效”，撕毁旧表格，重新填写、更新表格上的选择。记着将新版决定表格给医护决定代理人、医生、家人和友人，以取代旧表格。

＊你必须在意识完全清醒时为自己做决定。

在此处写下你的其他选择

签名：________________　日期：________________

见证者 / 公证人：________________　日期：________________

（强力推荐每 6 个月或者在每一次身体情况有重大改变之后，重审一次自己表格的内容，这样才能保证个人的选择与当时的状况相符。当需要改变或更新时，填写一张新的空白表格，写上新的日期，销毁旧表格。）

需要新的 PSAS 表格时，请访问我们的网站 OKtoDie.com，在“资源”页面上点击“PSAS Form”。

协助医护决定代理人

菲耶罗的 4 个"R"是另外一个新工具。对于已经失能而不再能为自己做决定，并且在失能之前没有留下可用的"生前预嘱"的患者，这个工具可以指导医护决定代理人的决策过程。这个过程可以由你——医护工作者实施，也可以由医护决定代理人与患者家属讨论之后完成。你的任务就是清晰明确地解释每个可供选择的医疗干预方法的风险、收益及替代选择。这个工具本身鼓励代理人把自己的个人愿望从代理过程中去除，从而增加他所做出的决定与患者的个人愿望一致的机会。

菲耶罗的 4 个"R"：

为医护决定代理人设计的工具

你作为一名被授权的医护决定代理人，不必自己一个人做出决定。让（患者姓名）按照下面的步骤为自己做出决定：

1．深入思考

回忆并想象（患者姓名）在还能为自己做决定时的模样。

____

____

____

2．重建他 / 她的偏好

回答下列问题：他 / 她最喜欢什么？他 / 她最喜欢的颜色是什

么？他 / 她有哪些爱好？他 / 她最喜欢的食物是什么？

他 / 她最不喜欢什么？

____

____

____

3．重建他 / 她的价值系统

仔细思考：他 / 她是谁，他 / 她的看法或主张，以及他 / 她的信仰。他 / 她的价值观是什么？他 / 她会选择怎样生活？

____

____

____

4．回顾摆在面前的医护选择并做出决定

现在想象（患者姓名）站在你身边，看着躺在病床上的自己，听到了医生的诊断和所有可供选择的选项。他 / 她会希望我们下一步做什么？或者他 / 她不希望我们做什么？

____

____

____

* * *

通过重建患者的过去，把注意力完全放在患者的愿望上，可以获得3个潜在的优质结果：

◎ 产生对患者生命和价值观的敬重。

◎ 增加所做出的决定与患者自己的决定一致的可能性。

◎ 减轻决策人及家人因替患者决定而产生的负罪感，减少做出将来会后悔的决定的可能性。

在患者入院和出院时，与其讨论并且记录下来患者对复苏或其他相关医疗干预的愿望

病情最重的患者是那些需要收住院者，他们也是死亡概率最大的人群。在收治住院的过程中记录患者对复苏及其他医疗干预的愿望，可以保证最坏的情况发生时，患者个人的愿望得到尊重。如果与患者讨论入院的过程中跳过了这一步讨论，或者没有记录讨论的结果，可能的后果就是，半夜里高龄或危重的患者在被全力抢救，他的愿望被违背，因为你没直接问过他们这个问题。他们可能被接上自己从来都不想要的人工生命支持器械。同样，如果你的患者选择入院后DNR指令生效，并且要求DNR指令在出院后继续维持，但是你没在出院记录里州政府承认的表格上记录下这个愿望，那么在未来的某一天，这位患者可能在心脏停跳时被送到急诊室，我只能去按压他的胸膛，若复苏成功，还会给他接上他不想要的生命支持器械。不要让这种事情发生在你的患者身上，所以，一定要记录、

记录、记录！

在你询问患者那个最重要的有关复苏的愿望之前，你要先确认患者是否有做决定的能力。2010 年周（Chow）等在医学杂志《胸科》上发表了一个简明的口诀，用来判断患者的医学决策能力：CURVES[31]。

C = 挑选和交流（choose and communicate）：患者能够表达自己的一个选择吗？

U = 理解（understand）：患者可以理解所做选择的风险、收益、替代手段以及后果吗？

R = 推理（reason）：患者可以推理并给出所做决定的逻辑解释吗？

V = 价值（value）：所做的决定与患者一贯的价值观（如果已知的话）一致吗？

如果对以上任何一个问题的答案是否定的，那么你的患者是没有决策能力的，于是就要用到下面两条之一：

E = 紧急情况（emergency）：在紧急情况下，可能需要在没有决定能力、没有知情同意时给予紧急治疗或抢救。

S = 代理人（surrogate）：患者没有决定能力时，寻找医护决定代理人。

＊ ＊ ＊

应用前文 5 条建议中的任何一条或者全部，可以把这个国家的生命终末期医护状况转化为你和你的患者双赢的局面。

因此，请记住：

1．接受教育。

2．使用 POLST。

3．利用 PSAS 帮助你的患者提前做好决定。

4．利用菲耶罗的 4 个“R”协助医护决定代理人。

5．利用每一个机会记录下患者的复苏愿望（要求还是拒绝）。

最后，我认为你应该向你负责照顾的患者说明 9 个重点，这些内容很多来自《美国医学协会的生命终期医护宣言》[32]。

1．教育患者。向你的患者说明他所患疾病的典型进程和（或）衰老的自然过程等与死亡相关的问题。

2．鼓励患者及其家属写下预嘱，并在规律的时间间隔更新，理想的文件参见我们在本书中推荐的样例。鼓励他们每次更新都告知医护决定代理人。另外，你一定要有医护决定代理人的联系方式，如果可能，至少要与代理人见一次面。

3．让患者确信你会尊重他停止或不用人工维持生命的愿望。你的目标是遵从他们的愿望和指令，让他们有尊严地离世。

4．帮助患者在社会、感情、理智、灵性上获得与自己信仰一致的解脱。

5．专注于“发现并且管理生命终末期的症状，如疼痛、疲惫、抑郁”，“当需要时寻求不同专业同事的协助”[32]。一旦患者的病情有资格申请和缓医疗服务，包括临终关怀服务，尽快转介。

6．向患者表达你对临终关怀医学的信任。请你与患者和家属谈话，表达你对这一医学分支的信任。你的话在患者心里分量很重，你的信心可以帮助患者和家属减轻他们的恐惧和焦虑。如果临终关怀医学的扫盲宣传材料来自你的推荐，而且你们的讨论在临终关怀的需求出现之前已经进行了相当长的一段时间，那么患者的信任程度会很高，舒适度也会提高。

7．不要离弃你的患者及家属，尤其是到了最后时刻。哪怕患者已经由你转介去接受由其他医生提供的临终关怀服务或其他和缓医疗服务，你也要参与医护过程或与患者及家属保持联系。如果家属认为他们对疾病的发展过程有很明确的理解，可以在患者身上辨认出你向他们解释过的症状和现象，那么很多不必要的急诊都可规避。我遇到过很多病例都是家属把临终的患者拖来急诊室，就是为了获得“另一种医学建议”，搞清“患者处在疾病的哪个期”，甚至来证实针对疾病的医护是否合适或正确。如果你或者临终关怀的医护主管是全程参与的，患者可以随时找到你，那么这些急诊都不必发生。

8．反复让患者及家属感到心安。让家属或患者可以与你谈话寻求安慰，尤其在死亡临近时。他们需要听到你——他们的“医学朋友”的见解，来证实他们看到的症状都是临终的正常现象，并最终可以“安然告别”。

9．表达你的哀悼。你的患者去世后，用语言或文字向家属表达你的哀悼。亲人去世的事件会变成一个“关于去世的故事”，在家人和社群里形成口口相传的口述历史。这个故事包括最后的诊断、疾病的进程、最后的日子、最后的瞬间，以及亲人去世之后的日子。“医生说过的话”或“医生做过的事”在这个故事里占据关键的位置，可以强烈地影响到这个相关群体对此事件的体验和记忆。来自你的一封信或者一个电话表达你的哀悼，由你说出他们故去亲人的一个特质，会给生者带来极大的肯定和心安。你的话会给这个故事一个“官方”的终结，他们会在心里永远铭记。

沿着这个方向前进会改变你未来半夜3点接到的电话。

之前：

“喂，我是急诊科的威廉斯医生。琼斯太太，你81岁的糖尿病患者今晚被送来。她有一个不能手术治疗的大面积出血性脑卒中，处于昏迷状态。家人不知道患者的愿望，也不愿意在与你讨论之前先做出任何请勿复苏或请勿插管（DNR/DNI）的决定，所以我给她插了通气管。现在人工机械呼吸情况稳定。我已经与神经外科医生通过话了。患者需要转入重症监护室，我需要你现在马上来看她。”

之后：

“喂，我是急诊科的威廉斯医生。琼斯太太，你81岁的糖尿病患者今晚被送来，她有一个不能手术治疗的大面积出血性脑卒中中，处于昏迷状态。家人很清楚患者的愿望，有签字有效的 DNR/DNI 表格。我已经向家人解释了未来几个小时大概会发生什么。患者很舒适，没有痛苦。我们会给他们安排一个单人病房，这样他们可以一起陪伴她。每个人都很难过，但对他们的选择感到心安。你想通过电话给护士下什么医嘱吗？”

第二十二章

最终的安息地以及与殡葬服务业的“垄断”打交道

克里斯蒂安·墨菲

心路历程达到“安然告别”的地步要求我们做足功课，包括要思考的问题和实际要做的事。这些功课给我们的生命带来足够的清晰度和完整性。心理准备过程中要做的一个重大决定就是：怎样处理我们的遗体。没什么人喜欢琢磨去世之后最明显的后果——遗体，但是如果我们自己不做决定，这个决定就留给了别人。

如果你已经为自己的墓地和葬礼做好计划，已经预付了费用或者正在分期付款，你可以跳过这一章。本章写给那些还没有为自己的墓地和葬礼做决定的人。

通常我们与殡葬行业毫无关联，与这个行业有接触往往只是在我们直接参与安排亲友的葬礼事宜时。不像衰老、人生命之有限、死亡这样的问题，丧葬安排这个主题通常不是我们花时间去考虑的事，这使殡葬行业处于有利地位。

因为绝大多数的人不会花任何时间去想丧葬的安排，于是在与殡葬业打交道时我们处于劣势。我们去太平间或殡仪馆时多是因为家里的亲人刚刚过世，正处在最弱、最低迷的状态，完全不能清楚地思考这时最需要做什么事。每个人或早或晚都会在承受丧亲之痛的同时安排亲人的丧葬。不幸的是，尽管哀伤疲惫，你也必须很快去完成一笔大宗交易，若在平常状况下，你会花比这个长得多的时间去研究考察这么大的交易。你若有过一次被迫在很短的时间里做丧葬安排的经历，你也会认为，这些决定最好由死者在生前做好。我们鼓励你现在就开始做这些决定。

在需要出现之前就把丧葬决定敲定是可以做到的，也是应该做的。在没有紧急需要时走进殡仪馆那种环境需要一些勇气，我可以想出一万件我宁可去做的事，也不愿意去阴沉的殡仪馆给自己挑个棺材。但是，你难道不应该亲自去计划自己的葬礼和最终的安息地吗？你更清楚自己的好恶。另外，为什么要把这个负担放在别人身上，让其他人去纠结什么是你想要的？

你所在的地理位置决定了你的丧葬选择。如果你住在边远地区，方圆几百里可能只有一家殡仪馆；如果你住在大城市，可能会有数个选择。你的个性可能驱使你“货比三家”。你可以给多家殡仪馆打电话询价，并且法律规定他们必须在电话里明确向你报价。如果你有大把的时间，你可以一家家电话打下去，然后综合价格等各种因素，做出决定。大部分人对丧葬费用都不太敏感，他们只知道价格不会便宜。他们可能挑一家自己以前参加过别人葬礼的地方，或者挑一家他天天开车路过的殡仪馆。

丧葬费用从来都很高。除非你决定火化遗体，否则，若你从同一个殡仪馆购买棺材的话，你应该计划花费 5000 ~ 10 000 美元或者更多。如果你很幸运，拥有家族墓地，或者你早先买下了墓地，你就不必在安排葬礼时还得购买墓地。墓地的价格相差很多。有些州法律允许在同一块地下“摞”上几层棺材。你也可以购买“肩并肩”放入棺材的墓地。如果你选择土葬，现在就定下土葬的地点是非常重要的。这可能是将来家人们最难做的决定之一。如果在故去的家人墓地边上有空地，这个决定可以变得相对容易。但是如果你不曾告诉别人你的想法，不曾在丧葬计划中写下这些细节，别人就无从知道你的愿望。

看着葬礼服务的账单，会让你想起办房地产过户手续时的情形——好多文件，以及长长的账单。任何一项服务都要收费。我们可以在这里为你列出每一项服务收取的费用，但现实是，只记得两件事就好了：第一，所有的服务和收费项目都没有什么可变通的灵活性。第二，你确实可以做几个可以为你省出几千块钱的选择！

遗体的最后安置只有几个有限的选择。我只讲两个常规的主要选择（如果你想深度冷冻保存遗体，你得去买其他书）。你可以土葬在墓园里（也可以葬在地面之上的墓穴或灵墙里），或者火化遗体，将骨灰保存在一个纪念地或撒在你选择的地方。个人的偏好决定了安葬方式。有人就是不喜欢自己的身体被埋在地下任其“腐烂”的感觉。有些人要想尽一切办法保存并保全自己的身体。（我个人的选择是举办一个个性化的仪式，在自家园子里一个巨大的海盗式的柴堆上火化遗体。我要让自己的遗体彻底自由，回归自然。但是我们州的法律还不允许这么做，所以我得在要做的事情清单上加上这样一条：开始写提案，支持议会把这件事写入法律。）

火化是一个比土葬便宜很多的选择。如果你只想火化遗体、撒掉骨灰，那么这是个简单、便宜的过程。你也可以要求把骨灰存在骨灰盒里，骨灰盒可以存在墓地的纪念堂或放在健在的配偶或亲属家里的壁炉台上。大部分选择火化的人都会要求把骨灰撒往一个特定的地方。如果你选择火化，记着告诉别人要把骨灰撒在或存放在什么地方。（注意：你不必把遗体放进棺材火化。不要迫于殡仪馆服务人员的压力而为火葬购买棺材。除了虚荣，一个全新的棺材没有任何必要与你的遗体一起烧毁。）

名目繁多的遗体处理费用可以积累成一笔不小的开销，包括遗体防腐、运输、装卸等，但是最大的一笔开销往往是棺材。葬礼安排中最重要的一项就是选择一个承载我们自己或亲人身体的容器。我们都关心自己的遗体将被怎样处理和保护。在这过程中，通常是把遗体埋入地面以下 6 英尺[①]深的地方，想到这点我们都禁不住会起鸡皮疙瘩。

棺材的选择很多，你可以挑选低价位的硬纸壳盒子，也可以花几万元去买一个看上去几乎可以永存的贵重金属棺材。别忘了，无论你买了哪种棺材，它都不能保证你的遗体会永远保持它“原来”的样子。防腐过程既是科学也是艺术，结果差异很大。无论你多么执著于把自己或亲人的遗体保存得“完美如初”，它都不可能实现。

[①] 译者注：约 1.8 米。

（注意：法律不要求为尸体做防腐处理。有些情况下必须进行防腐处理。有些宗教把防腐处理作为非强制的选择。）。

建议：如何在购买棺材时省下几千元

当我父亲过世时，除了在家族墓地有一个他的空位之外，他没有做过丧葬计划，没有留下任何愿望。我挑了一间我听说过的停尸房，由养护院把父亲的遗体运去。当天我和母亲去那里为父亲挑棺材时，我被棺材的价格吓到了。我不吝啬，但我是父亲的儿子，他是那种会开车到城市的另一头买降价香蕉的人。于是，为了继承父亲的衣钵，我没有当场买下棺材，而是回家上网，做我的尽职调查。

我马上就发现了两件事：

◎ 联邦法律规定所有殡仪馆都必须接受任何送上门的棺材。他们不能强迫你必须买他们家的棺材。

◎ 他们不能因为接受了你送去的棺材而向你收取手续费。

这两点发现可以使你在购买棺材这一项上节省数千元费用。没有几个人知道这条联邦法律，殡仪馆也绝不会告诉你。你可以在任何地方购买棺材，让卖方把棺材运到你挑选的殡仪馆。

我父亲应该为我感到骄傲（我想他一定会的），因为在网上我订购了我们在殡仪馆认可的同一款棺材。第二天棺材就送到了殡仪馆，但花费比殡仪馆的价钱少了 40%。

建议：什么时候告诉殡仪馆你打算送去一具棺材

你大概可以想象，殡仪馆经营的是零售买卖。他们按批发价买来棺材，然后用零售价出售，你不从他们手里买棺材，他们当然不会高兴。我强烈建议，如果你不打算在他们那里买棺材的话，不要过早地告诉他们。在别的服务和价钱都谈好并写下来之后，你可以说你还要考虑一下为亲人挑选什么样的棺材。你也可以（在正确的时间）提起你听说棺材可以在网上购买。有时这句看似无心的话可能马上就引来对方主动给棺材打折扣的提议。记住你的权利，记住互联网至少让殡葬服务中的这一项有了市场竞争。

另一个你可能有（也可能没有）的选择是，决定是否把棺材放入一个水泥或金属围成的墓穴。这种墓穴有两个功用：一是为棺材提供多一层的临时保护，二是可以防止坟墓将来沉降。如果一个木制棺材被直接埋入土里，在未来某个时候，它终将完成自己的任务，被腐蚀而坍塌。金属棺材将来终有一天也会腐朽。于是，坟墓地表会沉降，墓地管理者必须向坟墓上培土来维持地面的平整。这些围绕着棺材建造的墓穴并不能永久保护棺材和遗体，而只是为了墓地管理的便利。

最后一个建议可能会让一些人感觉不舒服，但这是一个好主意。在公开的遗体告别仪式之前，先去殡仪馆看看死者的遗体。在不盖棺的葬礼上经常可以听到人们说："你看见贝蒂的口红抹到嘴唇外边了吗？她若看到自己这个样子会被惊到的！"

殡仪馆化妆师的水平参差不齐，有人做得很好，有人做得很糟糕。遗体的外观应该给整个葬礼过程带来积极的影响。你要提前去检查化妆师工作的结果。如果这不是你预期的效果，就要要求重新来过，一直到满意为止。这是你付钱购买的服务。

又一个建议：为你的葬礼买单

有时候，不问价就签字交钱最省心，货比三家很麻烦。有人觉得询价太掉价，但你也不希望冷不防地发现你付不起自己葬礼的账单（或你的亲人付不起）。所有殡仪馆都有预付计划或分期付款计划。如果你不想现在付钱，一定记着留出葬礼费用，或者拥有用来付账单的丧葬保险或人寿保险。如果你现在就付钱，要记着在合同里写有条款，声明“未来所有的服务费用都已结清款项”。这样，将来你的亲人就不必面对“价格涨了”或“预付款没有包括通货膨胀”这种意外。另外，如果你搬家了或者在另一个城市或州里去世，你家人可能不愿意或不能够使用你当年付款购买葬礼服务的殡仪馆。所以，要记着在合同条款里写有取消合同或全部退款的条款。

为你的亲朋好友做件好事，把你自己的丧葬决定做好，告诉亲友们你的愿望。你甚至可以预付费用，把这件事完全解决好。如果“安然告别”是你心路的目标，那么丧葬安排是需要完成的很大一件事。想清楚，做决定。

结尾：爸爸的最后一次公路旅行

我爸爸生长在犹他州的盐湖城。他现在埋葬在他从小玩耍的墓园里（他的父亲是那里的管理员）。他在加利福尼亚州圣迭戈县去世。于是，他的遗体需要从加州运往盐湖城的家族墓地埋葬。我给航空公司打电话询问运送棺材和我们一家五口人的票价，结果是数千美元！“奔丧折价票”好像完全没有什么折扣。所以，只好让备选计划上场了。我通过电话询问殡仪馆我们是否可以自己运送遗体和棺材，答案是可以的，他们会帮我们把文件准备齐全。

于是，在加州爸爸的葬礼之后，我们租了一辆我们能找到的最大的（也是最后一辆）SUV——一辆“福特远足”。我和我妈妈、我太太去停尸房，把棺材连同“爸爸”一起装进了 SUV 出发上路。别的家人在另外一辆车上。我们连夜在 15 号州际公路上从圣迭戈县开往盐湖城。这是爸爸开过几十个来回的一条路，每年夏天他都开车带一家人去犹他州度假。我本来是在诅咒航空公司的，现在我感谢他们强迫我们找寻别的运输方式，结果这个备选项是“爸爸”和妈妈最后一次完美、释然的旅行。妈妈的变化很明显，她有 12 个小时来回忆在那条熟悉的路上和爸爸旅行的点点滴滴，逐渐获得解脱。这次旅行作为一次运输行为，过程非常顺利。开始时我心里有点忐忑不安，不知道我自己和家人对自己开车运送爸爸的遗体会不会心里不舒服。结果这次旅行对所有人来说都是非常正面的一次体验。如果这样的旅行能够帮你获得解脱，而且在你所在的州是合法的，那么我大力推荐这样的旅行（而且我们还节省了数千美元）。

第六部分

政策与死亡

——选择我们自己的未来和国家的未来

第二十三章

自我决定
——美国的方式

如果阅读这本书引发你严肃的自我反省，促使你用数小时的时间来思考自己的未来和对自己生命终期的愿望，并使你受到启发，开始计划你自己向生命说“再见”的方式，那么你将完成（或计划完成）如下的工作：

◎ 写好“生前预嘱”，做好了“前瞻性的医护决定”（PSAS）。

◎ 完成你的 POLST 或 DNR 文件（如果适用）。

◎ 指定好并培养你的医护决定代理人。

◎ 对你生命中最重要的人们说了那“6 句话”。

◎ 创造了你自己的精神遗产。

◎ 做好了你自己的丧葬安排。

如果你已经考虑到每一个细节，做足了功课，有了你自己独有的结论，写好了你自己的计划，但你的计划却被别人全盘改动，你会感觉怎样？如果你知道当有一天你不再能用语言自己表达愿望或没有交流能力时，你的代理人可能改变你的计划（出于他自己的个人愿望，或者由于他自己的畏惧，或者因为来自其他家人的压力），你感觉会怎样？你会感到困扰、不高兴吗？你应该不高兴！但这种事天天都在发生，我在急诊室看到太多次了。

为了说明这种困境，我来讲一个约翰·霍尔先生的故事。

约翰·霍尔先生是位可爱的70岁的老先生，半瘫痪有30年了，他所在的长期护理机构把他送到急诊室时留下了这样的字条：“神志不清，气短，拒绝进食，‘请勿复苏’（DNR）指令被医护决定代理人撤销，请全力抢救。”

主管他的护士哈莫尼充满了挫败感，把病历递给我。

“你看，威廉斯医生！这位患者有亲笔签字生效的文件，选择了DNR指令。有他自己亲手写下的其他愿望——‘不要静脉输液，不使用抗生素’，还用大写字母写下了‘不要住院’。”

“为什么护理院还要把他送到这儿来？”她想从我这里找到答案。

我自己也需要答案，于是我给护理院主管他的护士打电话。结果当班的护士长接了电话，他听上去也很恼火。

他解释道：“过去几个月霍尔先生身体情况一直在走下坡路，最近不再吃东西了，大部分时间都在睡觉，现在开始咳嗽，呼吸也有点费力。我们了解他，他的愿望在生前预嘱里写得清清楚楚，你大概也看到了。我们遵照他的愿望，只给他保持舒适的和缓治疗。”

他继续道：“但是今天，他的授权代理人，一个多年的老朋友来探视他，发现霍尔先生几乎不能保持清醒，不能维持与他的聊天对话。他也注意到他呼吸的变化。我们向他解释霍尔先生现在的表现都是正常的走向死亡的症状，拒绝进食也是症状的一部分。

“他的朋友，那个医护决定代理人，听我们说到霍尔先生拒绝积极治疗，只接受和缓治疗时开始发慌。他马上跑出去打电话，叫所有的家庭成员都快到护理院来。

“1小时后，霍尔先生的房间挤满了家人。医护决定代理人跟正在监狱服刑的霍尔先生的大儿子通电话。一大家子人都用尽力气要叫醒霍尔先生，要他说话。他们在那儿说：‘醒醒啊，约翰，我们要送你去医院，看了医生就好啦……你就是需要些药……你坚持住啊，我们来想办法帮你……我们不能让你就这么走了！’”

护士长越说越泄气，“听到这些话，我把他的文件拿来给他们看，告诉他们霍尔先生早就考虑好了他生命这个阶段的问题，提前做好了自己的决定。我给他们看霍尔先生亲笔写下的生前预嘱，尽力让他们明白并且尊重霍尔先生自己的愿望和计划。”

“那他怎么会来到急诊室呢？”我觉得难以置信。

“那个医护决定代理人在与霍尔先生的大儿子通过电话之后宣布，他的儿子也要求把霍尔先生送往医院治疗。家人们于是变本加厉地努力恳求霍尔先生去医院。他们给他洗脸，拍他的胳膊，让他清醒。可是他神志实在是太不清醒了，根本不可能做出任何有效的决定。那个医护决定代理人对他说：‘这个房间里的每一个

人，和你在监狱里面的儿子，都要你去住院治疗恢复健康，所以我们要把你送去医院，好吗？'

"霍尔先生嘴里发出了点儿声音，听上去像'啊'，一家人都决定把那个声音解读成'嗯'或者是'好'。"

护士长说他一直在挑战家属们，要求他们尊重霍尔先生之前写下的愿望。但当那一声不清晰的反应被一致解读成'好'时，对话就结束了，屋子里的气氛变成了轻度的欢欣鼓舞。

"医护决定代理人说他要求'尽全力'治疗，并指挥我们马上把霍尔先生送到急诊室。"

这对霍尔先生公平吗？他已经拷问了自己的灵魂。他已经问了自己并且回答了那个难题。他记录下了自己的答案，决定了自己的未来。他这样做是为了什么？

难道就是为了让家属和医护决定代理人推翻他亲自定好的计划吗？我再问你一遍，这对霍尔先生公平吗？答案是"不公平"！

故事还在继续。

我沮丧地感谢了护士长，感谢他花时间向我解释，感谢他为了维护霍尔先生的利益所做的努力。我把前因后果讲给急诊室里主管霍尔先生的护士哈莫尼听，她回答道："这不对。"

我拿起被"推翻"的生前预嘱去病房看望霍尔先生。

虽然之前有那么多家属都在鼓励霍尔先生来医院治病，现在屋里只剩他孤零零一个人。老人脸上皮肤紧致，看上去是一位庄严体面的绅士，躺在床上银发飘飘。

“霍尔先生？”我轻声对着他的耳朵说话，想把他叫醒……没有反应。“霍尔先生？”我用戴着手套的手揉揉他的胳膊……仍然没有反应。“霍尔先生？”我大声叫他，同时用力按他的胸骨，他终于睁开了眼睛。

“霍尔先生，你在医院里的急诊室！”我继续大声说，想让他保持清醒，“你知道你在哪儿吗？”

他发出含糊不清的“啊”的声音，这就是我能得到的全部反馈。但是和他的家人不同，我完全不知道那个声音的意思是什么。

“霍尔先生，”我继续说道，“你现在在医院里，你要到这儿来治病吗？”

他的眼睛突然睁大了短短的1秒钟，微弱但清晰地说了一声：“不！”

我被他如此清晰的表达吓了一跳。他像个没事儿人一样回到深睡眠里，几近昏迷，大声地呼吸着。对肉体的机械刺激只能让他睁一下眼睛。他的手没有任何有目的的活动，他也没有任何自发的语言表达。我实在是没有预期到他能对我说出任何有意义的话，所以那一声清晰的“不”带有震撼的力量。我被感动了。那一声“不”好像是他意识的最后一点点残迹在奋起，告诉我他自己最真切的愿望。

虽然我知道在那种状态下霍尔先生是不可能为自己做决定的，

但是他的那一声“不”和他亲手签署的文件在我的心里沉甸甸的。“不要静脉输液，不要住院”，我的脑海里重复着他写下的指令。

在与霍尔先生的医护决定代理人讨论之前，我不能给霍尔先生开始静脉输液或收他住院。我要秘书打电话给代理人。简短自我介绍后，我说：“先生，作为授权代理人，你应该为霍尔先生做出与他的愿望和最大利益一致的决定。与大多数人不同，霍尔先生把他的愿望表达得相当清楚，他甚至亲手写下了大写的“不要住院”。我不得不问，如果已经知道他的愿望，还违背这一愿望，把他送进急诊室，这样公平吗？”

电话里是长长的寂静。“我和家属都认为去医院对他最好。再说他大儿子多年没见过父亲了，还有3个月他就刑满可以出狱了。”

“我知道，看着他这个样子让人很难受。”我说，“可是即便我们给他做检查、做治疗，还是不能保证霍尔先生能活3个月的时间，等到他儿子来说‘再见’。”

我坦诚地说：“若是违背了他以前写下的愿望，我会非常难过。当我问他时，他睁开了眼睛清楚地说的那声‘不’非常感动我。我希望他能安宁地存在于自己想要的状态里。我们的愿望是次要的。这是霍尔先生自己的生命体验和死亡体验，不是我们的。我们不应该改变他的计划。先生，这是我真实的感受。”

再一次长长的寂静。“好吧，医生，你能做些化验，告诉我们他哪儿有问题吗？”

“先生，他正在走向死亡。”我回答道，“任何化验检查都会显示很多不正常的结果。问题是，这些检查现在能在哪些方面帮到他呢？”

我解释道：“检查结果会给我们提供一些有用的信息，来为他进行静脉输液和使用正确的抗生素，可是他已经拒绝这些治疗了。”

虽然我觉得我的话说重了，但是无论如何我都想帮帮霍尔先生。我觉得我在做一个真正捍卫他利益的人，也在做一件医生真正应该做的事情——为保证患者的舒适安宁，宁愿牺牲自己的舒适安宁。

又谈了几分钟，我们达成了一个折中的方案。我会开医嘱做几个化验和一个胸部X线检查，但我们不开始静脉输液，也不给任何药物，在看到结果以后再讨论做什么选择。可供选择的选项中包括遵照霍尔先生之前写下的愿望，送他回护理院继续他的和缓医疗。

挂断电话我感觉很好。我为霍尔先生感到舒心。

1小时之后，化验结果出来了。“都还正常。”我有点惊奇。抬头看到他的胸片后，我更吃惊了，他的整个右肺都充满了液体。放射科医生在报告上写道：胸部积水，看上去像是在同侧生长的包块或者肿瘤引起的。

我马上给霍尔先生的授权代理人打电话，把化验和X线检查结果讲给他听，告诉他：“这就解释了他为什么正在走向死亡。”

电话里又是一次长长的寂静。但是这次，电话另一端的声音说道："好的，我们送他回护理院。"

"我同意，先生，"我回答他，"我为你和他的家庭感到非常难过，但是我向你保证，他会受到最好的临终关怀照顾，不会受罪。你们都可以去陪他，共度有质量的时光。但对霍尔先生来说，重要的是我们将遵守他的愿望。"

又是寂静。

"谢谢你照顾他，谢谢你花时间跟我讲话。"那位绅士说道，"我只是很遗憾，他的大儿子被释放出狱时可能已经太晚了，赶不上见他父亲最后一面。"

这回轮到我说不出话了。

"如果有帮助的话，我会写封信。也许他可以要求一个有狱警跟随的探视特例，你觉得呢？"我问授权代理人。

"是的，是的，那就太好了。"他声音里充满了希冀。

早已过了下班的时间，但我还是坐下来给监狱写了一封信。我的秘书用传真发过去。

1 个星期后，大儿子去护理院探视了父亲。

6 个星期后，霍尔先生在夜里去世……安宁地走了。

* * *

我们怎么到了这种境地？我们怎么会沦落到不能平静地接受死亡？为什么亲人们都觉得必须动用"一切手段"来阻止我们死去，哪怕明明知道在违背我们本人的愿望？

我们处在这样一个历史节点，在这里恐惧和技术之间建立了一种新型的关系。如果没有要求动用所有的技术去维持亲人的生命，人们怕自己落下没有真正爱自己亲人的罪名。这是一个错误的信念。我们不能让别人的惧怕干扰我们为自己精心制定的计划。我们不能允许爱我们的人因为负罪感而维持我们的生命。我们必须找到一种方法来保证我们自己决定的生前预嘱能得到完全的执行。

我们是美国人。我们是追求独立的一群人。选择自己的命运是美国人的特质。那么，当我们面对自己的死亡时刻会怎样做呢？难道我们要让别人告诉我们必须做什么吗？要别人替我们做决定吗？让别人改变我们已经做好的计划吗？当然不是！

所以作为这个国家的国民，我们必须承诺做到：

◎ 提前做好自己的计划，表达自己的愿望。

—我们应该互相支持，讨论和起草生前预嘱。生前预嘱应该包括“个人自我评估量表”（PSAS）。

—“有关生命维持手段的医嘱”（POLST）应该在每一个州都写入法律。POLST 或 DNR 指令应该根据个人口头或书面的愿望，在 PSAS 上指定的适当时间激活。

◎ 尊重亲人们的生前预嘱，不因自己的恐惧或担忧去改变亲人预先做好的计划。

◎ 在所有的 50 个州提出法案，限制医护决定代理人改变预先做好并有记录的医护计划的权限。

如果你像霍尔先生一样，早早思考了难题，并做好了艰难的决定，从而使你的家人不必面对难题，我向你致敬。如果你要为亲人做出决定，而亲人已经有了深思熟虑之后写下的预嘱，请你尊重亲人的计划。

如果自我决定是美国人的生活方式，难道自我决定不应该是美国人的死亡方式吗？

第二十四章

走向死亡是人类共同的、没有党派差别的体验

克里斯蒂安·墨菲

我今年正好50岁。因为不知道自己还能活多久，我自然对自己的生命想得多了些。我们每个人都会死去——这个常识与每个人都有关，而且每个人都认同。我希望在我的有生之年可以帮助全体美国人在这个共识的基础上团结起来。我们都会死去，因此，我们都要为自己和家人提前做好准备。

不论你是贫穷还是富有，受教育是多还是少，是共和党、民主党还是无党派人士，出生在美国还是移民来到美国，我们都在一条船上同舟共济。有一天我们都会死去——有些人走得快，有些人走得慢，有些死亡是预料之中的，有些则毫无征兆。死亡会降临到每个人头上。死亡带来终极的平等。无论是自由分子还是保守分子，生命终端之后都是死去。我们到达那一点之前的过程如何，要看我们是否为自己独立地做过决定，或我们指定的人为我们做了什么样的决定。

关于死亡和临终期的安置，有人认为政府应该介入并干预我们

生活（以及死亡）的每一部分；有人认为应该采用所有方法维持生命，特别是应该有政府参与，只有这样才是道德的，任何不延长生命的做法都是不道德的。

我个人却不想看到这些决定由政府来做，但是如果我们现在不去主动解决这些生命终期的问题，将来政府就可能会介入。

目前的争论把两个主要政党都推向了极端。共和党人看不到民主党总统已经、正在或打算做的事情有任何可取之处，民主党人则毫无顾忌地维持和扩大联邦政府的规模、管辖范围、预算和花费。

这个国家在争论着人类对环境的影响是否已经达到让地球气候变暖的程度；争论着我们是否应该有个联邦机构把每个公民从摇篮照看到坟墓；争论着是否有上帝，以及如果上帝存在，他能否掌控我们每一个人的生死。再加上关于人工流产的争论，这个国家完全分裂了——没有任何能让大部分人达成共识的话题。

是时候讨论一件大家容易形成一致意见的话题了。如果我们想解决那些分裂我们的问题，那么应该先找一个地方开始。我认为探讨生命终期医疗计划就是一个好起点。

你可能会想："在2009年和2010年'死亡听证会'的争论之后，现在怎么可能在这种问题上达成共识？如果国家和政党对环境、人工流产、社会保障项目、税法的看法都不一致，我们还能在什么问题上找到多数人都会同意的答案？"

临终医护规划应该是每一个美国人都愿意思考和讨论的主题。为什么呢？

因为临终医护规划（或者说缺乏规划）必将影响到我们3亿国民中的每一个，没有例外！在未来的80～90年里，几乎所有今天活着的人都会死去，没有例外！我们怎样死去主要取决于我们自己如何规划。如果我们不思考、不讨论这件影响我们每一个人的事，那是我们的愚蠢、短见和疏忽。

在写这本书时，我们与很多人讨论了这个话题。每个人的反应都是眼前一亮，并发出赞同的声音："是啊！对的！"每个人都有积极的反馈是有原因的：这些人最近都近距离地接触到了这个话题——家里人、亲戚、朋友或朋友的朋友去世。不幸的是，生者往往在丝毫没有准备的情况下为生命终期、为丧葬、为遗产做艰难的决定。有些故事是美好的，但是悲伤和痛苦的故事太多了。

通过开启一个全国人民的对话，通过提供一个大家可以分享个人体验的平台，我们可以相互学习，一起站在更高的层次来看待生命终期的问题。而且，如果人们愿意讨论死亡的问题，他们就会更愿意为将来的死亡做计划。无论死亡即将来临还是在遥远的未来，每个人在自己的"时间"到来时都应该充分准备好。

在达成共识和开始行动前要做的第一步是公众认识并接受死亡的过程，第二步是讨论和做决定，第三步是制定支持提前准备、保护个人自我决定的政策来实施所做的决定。我们必须认识到这个昭然若揭的事实：我们正在面对一个急速膨胀的高龄退休人口。

每天都有1万名在婴儿潮年代出生（出生于1946—1964年间）的人口达到有资格领取社会保障福利的年龄。庞大的老龄人口清楚地要求我们必须用直面、开放的心态对待老去的种种问题，包括老去的终极问题——死亡。

当然，不是所有的死亡都源于高龄。有时由于突发重病、事故，甚至暴力，使死亡来得“太早”，毫无征兆。我们不知道是否会被外力突然击中，或者自己是否会突然倒下，也不知道自己生命的最后几天、几小时是否会在床上度过。**但我们知道，我们不会永生。**

如果大家都接受我们在地球上的生命是有限的，就可以接受我们的消逝并为之做准备。**我们怎样为生命终期做准备直接关系到我们是相对舒适地度过这一阶段，还是痛苦地被各种手段延长死亡的过程。**我们每一个人都希望尽可能增加自己及亲人的舒适度，将痛苦最小化。这是一个全体美国人都同意的观点！

如果我们要掌握自己的生命，掌握影响自身生命质量的医疗护理，我们就必须知情。我们应该被允许讨论和描绘我们自己的个人规划。但是，若我们不懂、不知情，那怎么能做得到呢？联邦政府每年有 8000 亿美金花在退休人员、老年人和穷人的医疗保健上。我们不希望联邦政府“硬性指挥”医生影响我们每一个人都会遇到的问题：生命终期的过程。现在政府不鼓励医生提供如下服务，也不支付相应的报酬：向患者传递信息，讲解死亡的过程，并为其提供支持“善终”的选项。这里就是我们大家应该达成共识的地方：因为生命终期医护计划使每一个人受益，所以医疗健康政策应该修改、更新，加入有助于推进这些计划的条款。

我们都知道自己终会死去。我们都同意应该提前计划，防止自己和家人承受不必要的痛苦。我们都要面对不可逃避的终点，难道我们不应该因此在这个可以团结所有人的问题上开始政策的讨论吗?

第二十五章

否认死亡和美国的破产

克里斯蒂安·墨菲

2011年，联邦医保预算的25%花在了当年死去的被保险人生命的最后一年。有些估计认为，钱款的一半花在了生命最后的一两个月。

我们讨论联邦政府在我们生命终期应该和不应该做什么时有两个问题：一是缺乏公开的有关死亡和濒死的公共讨论。二是若有一点儿讨论，大家马上就会用政治立场站队。当前，关于联邦政府在我们生活中应该有多大影响力的政治斗争正在热烈地进行中。其中最有争议的话题就是医疗保险的覆盖范围、管理以及增加的成本。在这个问题上，我们这个国家完全分裂成了两个阵营，自由派和保守派互相指责与反指责。最近，每一次生命终期计划的议题被提出——先是在2009年讨论奥巴马医保提案时，后在2010年秋季被再次提出——都因为党派之间的激烈辩论和苛刻的互相指责而以撤回告终。

我们早就应该坦诚地把这个问题摆在全国人民的面前，摆在代表他们的议员面前，摆在代表他们利益的社会活动家的面前，并且在联邦政府之内和政府之外，开展文明的、有逻辑的、知情的讨论。

首先，让我们来看看我们大家常常都在参与的对死亡的否定。上一次你和家人或朋友坐在一起讨论死亡接近时的计划是什么时候？也许你和你的配偶不经意间聊起过生老病死。如果你是年轻人，你大概只有在去做什么危险运动时才会想到“万一”死去的可能。如果你刚有了孩子，你可能想过“假如”有什么坏事发生在自己身上，孩子和配偶的经济怎么办，于是跑去买人寿保险，以防万一。

你若年轻或仍处于中年，死亡这个话题还可以躲避。但你的年龄一旦达到50岁这个神奇的数字，这个话题就不那么容易躲得开了。你的医生开始给你定期做检查和化验，很明显，这样做是为了预防那些在后半生多发、可以致死的疾病。若你已经在后半生走过相当长的一段时间，你可能就要思考那个终极的问题了：“我还剩多少时间？”

我们不得不讨论死亡的那一天总会到来，或者我们可能不得不去承受那些不事先讨论、不预先计划、不签署文件、不做安排的真实后果。

作为一个国家，我们还要诚实地面对逃避生命终期医护计划的经济后果。根本性的争论在于是限制联邦政府的支出，还是大幅度提高联邦医疗保险（Medicare）和联邦医疗补助（Medicaid）的开销。

这个国家在全民医疗保健上的开销超过世界上其他所有国家是有原因的。医疗上的花销每年都有很大幅度的上涨，为什么？因为我们有世界上最好的医生、最好的设施和最好的培训。我们还有最贵的机器、最贵的治疗和最贵的药物。于是，价钱就是最贵的。这些上涨的开销最大的影响反映在联邦医疗保险和联邦医疗补助的预算里。

联邦医疗保险是一个涵盖了所有 65 岁以上人口的全面的医疗保险计划，联邦医疗补助是保障贫困人口的医疗保险计划。联邦医疗补助的一部分花费由各州承担。70% 的长期护理机构住户由联邦医疗补助支付费用。今年是 2011 年，联邦医疗保险和联邦医疗补助的预算超过了 8000 亿美元，几乎占全部联邦预算的 25%，超过了国防预算，也超过了联邦退休金社保预算。

有两个因素使联邦医疗保险和联邦医疗补助的花销逐渐增加。一是医疗服务本身的价格越来越贵。二是自 2011 年起，每天都有 1 万名出生于婴儿潮时代的人口达到退休年龄！在未来 30 ~ 40 年，这两个联邦福利计划对联邦税收款的需求将继续激增，而联邦预算已有的并且会在未来继续增加的赤字已经成为迫在眉睫的问题。

每年的联邦支出比联邦税收多 1.5 万亿美元。这些多出的开销必须来自借款。华盛顿没有一个人说什么时候、怎样、由谁来还清这些债务。今年联邦政府欠债超过 15 万亿美元。估计 10 年之内，欠债将达到 20 万亿美元以上（在消减了一些开支的情况下）。这难道不让我们出离愤怒吗？这表示政府完全不考虑我们的后代，这些欠下的债务都要他们来还。（或者也许他们根本没有打算还清国债？）

虽然说财政赤字和国债从来都不应该是审查、修改、减少联邦医疗保险和联邦医疗补助所涵盖服务的原因，但我们正在迅速地走向必须提高税收或减少服务的那一天。或者，我们可以对政策、计划和法规做出合理的、以人为本的、常识性的、朝着收支平衡方向的调整。

如果我们什么都不做，服务减少很快就会发生。医护服务“定量供应”将不可避免。没有人愿意接受医护服务“配额”，但如果我们不控制和降低为老年人（联邦医疗保险）和穷人（联邦医疗补助）提供医药卫生服务的成本，“定量供应”就会发生得更快。另外，现在还有人提议将付给医生的诊费减少 30%。这种让医生付出代价的真实并且可以预知的后果是：医疗卫生服务将更为紧俏。

我们要讨论的生命终期医疗护理正好是一个直接影响了联邦预算的项目。记住，我们要讨论的是那些走近生命自然终点的案例。

每年联邦医疗保险的 25% 花费在被保险人最后一年生命里，其中大部分花费在生命最后几周里。如果你已经阅读了本书的前文，你应该可以猜到哪些患者的花费是最昂贵的：那些与不可抗拒的死亡抗争的人（或者那些已经失能，但家人要求维持生命的人）。另一方面，有人选择放弃激进的、创伤性的治疗手段，拒绝依赖机器、人工营养以及非自然的手段去延长生命（准确地说是延长死亡过程）。为疾病晚期或接近自然生命终点的人群提供的医疗服务的成本与他们选择哪种生命终期医护直接相关，这个选择由本人做出，或在失能的情况下，由本人选定的医护决定代理人做出。请想象一下人工延长的生命的“质量”。它值得让本人受罪，让国家欠债吗？

我不是说现在的生命终期医疗护理花费是造成联邦赤字的罪魁祸首。不要认为急诊室和长期护理机构耗光了国家的税收。引起现在国家财政麻烦的因素很多，其中一个是，我们这个社会选择把所有的医护手段都用在接近生命自然终点或疾病终期的人身上。

“否认死亡”怎么会和“美国破产”联系到一起呢？因为我们总的来说是“否认”死亡的，我们倾向于动用最昂贵、最激进的方式来抵御死亡。最终，人还是死了，由社会来“付账单”。下面我们问一个符合伦理、常识和道理，并且对大众、对政治都有影响的个人问题：

采用激进和昂贵的医疗手段去延长死亡过程，这对患者的个人利益、他的家庭以及我们的国家有什么好处？

“否认死亡”所带来的更糟糕的结果，就是我们不再为自己的后事做计划了。一旦重病失能，我们的亲人被叫去替我们做决定，亲友们的自然、常规、自动的反应几乎总是：“尽全力抢救他，医生！”这个反应源自我们对亲人、对朋友的爱。谁不想努力救回自己的母亲、父亲、爷爷、奶奶呢？我们不想失去他们。但这种“砸锅卖铁”尽全力去救治处于疾病末期或生命末期者的做法，无论是对患者来说，还是对国家来说，都无益。

最后一个，也是最恶劣的现实是：上亿美元纳税人的钱都花在强加于患者的、违反患者愿望的医护费用上！这往往发生在医护决定代理人向医生要求比患者本人愿望更多、更激进的医护手段时。例如医护决定代理人撤除了患者本人选定的“请勿复苏”（DNR）指令，给患者接上生命支持系统。这不但违背了自我决定的宗旨，而且要国家支付患者本人根本不想要的治疗，这是不可接受的！

因此，我们建议公开讨论生命终期的医护选择，抛弃“否认死亡”这种弄巧成拙但盛行于美国文化的心态。让我们提前做决定，保证自己在离世过程中尽可能减少痛苦，增加舒适。要知道，我们为自己、为他人做出的生命终期的医护决定不仅影响我们自己，它对国家、对后代都有影响。这个决定会影响家庭情感的安宁和经济的平稳，还会影响这个要传给我们子孙后代的国家未来的经济实力。

第二十六章

从高技术医学转向高触感的医学

什么时候你会“放下针筒，紧握我手”？

随着现代医学科学的进步，医学从医生只能给些药酒加宽慰的低科技、高触感的“前青霉素时代”，进入现今注意力完全集中于用来治愈疾病的、由科学发现迅速转化而来的应用技术，而任凭从整体上照顾患者的、人文主义的传统医术萎缩消失的时代。今天我们有特殊的工具、设备、手术方式、机器人、药物和放射线，用来解决每一个器官出现的问题。我们可以在救治单一器官上做尽文章，但是最终我们仍不能阻止每个人的死去。

作为一个社会，我们应该向着接受科技的有限性，并且有一条清晰底线的方向前进。在你的生命进程越过一个可见、客观的时间点后，你应该要求你的医生放下手术刀、针筒和放射线，转而握住你的手，把他的注意力集中在给你提供舒适而不是设法治愈的医疗上。这个时间点只有你自己知道。

在当代美国，我们所有的医学进步都在慢慢地拉大人们“希望怎样离世”和“实际上怎样离世”之间的差距。例如，1996 年的盖洛普普查结果中，90% 的人希望在家里去世，但是 80% 的人在医院或长期护理机构过世[33,34]。

我们到底在干什么

我们应该把注意力放在让自己和亲人能够按自己的心愿走过生命最后一程上，绝大多数人的愿望是：平静、安宁，在家里，有最爱的人们围绕在身旁。作为一个国家，我们有道义上的责任去尊重那些面对死亡的公民的愿望。

所以我们提议，对于疾病晚期及生命终期、明显濒临死亡的患者，把注意力从昂贵而最终无效的人工生命支持转向有整体观的、提倡舒适和控制疼痛的和缓医疗。而且，由于大多数人都愿意在家里离世，我们应当在慢性病患者以及衰弱的高龄老年人的生命还没有受到威胁的阶段就增加对他们的支持，例如提供康复医疗、个人卫生服务、居家服务。从昂贵而相对不可取的“高科技、低触感”的生命终期管理方式，转为负担得起的、体贴的、有人文关怀的“低科技、高触感”的管理方式。并且，我们不希望政府给我们套用公式。取而代之的是，我们要每个人在自己认为正确的时间点做出自己的选择。这一切都是简单的道理！

玛丽莲·菲尔德在《接近生命终点时的抉择》一书中报道，生命最后一星期的平均医疗开销加倍，增幅主要来自于住院费用[35]。

这笔开销可能增加了患者活着的天数，但没有一项调查证明它可以提高这段时间里生活的质量。如果我们朝着接受自然死亡的文化进步，我们会怎样？如果生命最后一个月的医疗护理重心都放在止痛和症状控制上，我们会怎样？如果我们在最后一个月的生命里接受并享受到临终关怀呢？如果人们都能安然接受死亡呢？正如你可能会猜想的一样，临终关怀的普及将减少联邦医疗保险在被保险人生命最后一个月的花费[36]。

如果把省下来的钱用来帮助那些部分失能者在家里独立生活，如果更多的人因为有了家务服务而不必离家去住护理院，那么这岂不是比把钱用在毫无知觉、由呼吸机又维持了一个月生命的曾祖母身上更有意义？能否通过在康复中心接受短暂治疗加上送饭上门和交通服务，让老年人在自己家里多住几个月或几年，从而晚些或不去护理院？这种把更多的生命终期资源分配到居家服务的做法，可以为改善美国人最钟爱的、独立自主的生命质量提供支持。我们中的大部分人难道不愿意放弃几天下面这样的生命吗：毫无意识地躺在重症监护病房里，每两个小时被翻一次身以减轻压疮，营养液从肚子上开的口子灌进胃里，手被绑住以防止我们揪掉气管插管，加湿的空气由机械通过插管泵进肺里？我们是否愿意放弃几天这样的日子，而换来别人几个月在自己家里独立生活？我愿意，你呢？

好吧，假如我们已经成功转型为低科技、高触感的生命终期医护管理模式，仍有 90% 的美国人认为照顾正在走向死亡的亲人是每个家庭的责任[37]。如果我们的目标是使亲人生命末期的宝贵时光尽量少地在医院和护理院里度过，那么我们怎样对待这些要帮助亲人留在家里的家庭需求呢？照顾老年人和患者给家庭带来的经济压力是巨大的。一项调研结果显示，20% 的家庭成员为了照顾亲人辞去了工作，或者生活发生了极大的变化。哪怕有医疗保险，很多患者个人和家庭的经济也都遭到了灭顶之灾。一个分析结果显示，31% 照顾亲人的家庭为此花掉了所有积蓄。在另一个肿瘤患者家庭调研中，40% 的家庭因照顾患者而陷入贫困[38]。

那么，问题的答案似乎在于：从昂贵的、英雄式的、终归无效的生命终期医疗管理转向和缓医疗、临终关怀和上门扶助，这样人们可以按照自己的愿望在家里离世，也不必让家庭破产。

坦白地说，我认为如果我们全身心地接受自然死亡，把精力放在症状控制及其他低科技、高触感的生命终期医疗模式上，我们会在很多方面改善目前的医疗保健系统。

例如，在这种模式下，其中一种选择就是改变现有的、医院之外的 3 类医护辅助机构。

• 康复中心：那些通过康复治疗可以改善状况的患者可以增加对这些机构的利用。

• 护老辅助中心：用于满足那些在一定程度的帮助下就可以独立生活的人群的需求。

• 有些养老院和长期护理机构可以改变为和缓医疗或临终关怀中心。

下面是我提出上述第三个观点的理由。如果你已经住进长期护理机构，那么大部分事情你都不能自理了。很可能你已经处在PSAS水平50%或以下。（PSAS水平为50%时，你在生活中主要呈坐位或卧位，不能做任何工作，有明显的疾病症状或失能，个人卫生等都需要他人提供较多的帮助。）我认为大部分人都不希望通过采取激进的医疗措施而使自己长期维持在这种甚至更坏的生存状态下。所以对于这一特定人群，为什么不从高科技的干预转向高触感的呵护？和缓医学和临终关怀就专注于提供这种高触感、促进舒适的照护。

下面让我给你举一个例子来说明这个道理。

卡琳·墨菲，克里斯蒂安的妈妈，是一位走遍世界的旅行者，也是社会活动家、教师、倡导者和传教士。如果她在头脑清醒时看到了自己的未来——最后的日子在长期护理机构里度过，裹着尿布坐着，脑子糊涂，不能走路，早期的压疮正在开始形成，她会说："嗨！别让我这么活着！"

所以我问你：为什么一个90岁的妇女，有压疮，不能自主进食，不能走路，长期失智，在忽然间"病情加重"的时候要被送到急诊室，由我来抢救她？我要声明一下：这种事情经常发生。

如果她已经90岁了，已超过了预期寿命，那么在生命这场棒球比赛中她已将球击出场外，完成了全垒打。她已经赢了！我是谁？我凭什么插进一脚，对她说："再打一局！"

我凭什么给她接上呼吸机，做CT扫描，用针扎她，进行抽血检查？难道就为了让她继续“活”在这种状态？高科技的医疗最好地满足了她的需要吗？她会为她自己要求这些吗？

如果情况相反：当她的情况忽然间转差时，家属被呼叫来到长期护理机构或和缓医疗中心。她的临终关怀医嘱是允许止痛和使用其他用于舒适治疗的药物，而不引起更多的疼痛和苦难。家人不把她送进急诊室挨针或接受其他医疗干预，而是围绕着她，抚摸着她的手和头。当她的“时间到了”，家人不会奋力去维持她的生命，因为他们希望并接受她自然死亡。这种高触感的医疗最好地满足了她的需求吗？她会为自己要求这些吗？

现在请你停下来，思考一下：你会为自己要求什么？

这个要求与我们对国家的愿望相似吗？

美国人民，选择从你开始。

第二十七章

改革生命终期的照护

——我们都可以同意的3个“R”

克里斯蒂安·墨菲

做计划是一个常识，我们一辈子几乎做任何事情都有计划。通常我们每天都有计划。计划使目标明确，效率提高。计划促使我们做成事。我们计划自己要受的教育。我们计划自己要找的工作。我们计划自己的婚姻，甚至我们的生育。

那么，为什么这么多人不为自己生命的终点做计划？

你已经读过了讨论、决定、记录你所接受或拒绝的生命终期医护选择的必要性。你也读过了准备好生命终期医护计划的 3 个主要益处以及做好准备所带来的其他好处。现在，我们再一次总结并强调这些益处，从而从个人和国家的角度达成共识，改变我们的态度、处事方式和政策。

我们希望改革生命终期医护方式的原始动机来自以下我们都同意的三个“减少”(reduce，R)：

◎ 减少患者的痛苦。

◎ 减少患者家人的痛苦、压力和忧郁。

◎ 减少不必要的和已被患者拒绝的医学治疗（同时给联邦和州政府省下几百亿美元的开销）。

减少患者的痛苦（增加身心的安宁）

这个讨论中最重要的人是患者，那个面对生命终点的人：一个活过了美国人典型一生的典型美国人。或者你可以想象那个人是你自己、你的父母，或者你的爷爷奶奶。

死亡从开始就不是一个让人舒适的话题。肉体的死亡是一个令人不适的过程。在这一过程中，人们会经历隐私的失去，增加的焦虑和遗憾，以及为留在身后的家人担忧等。毫无疑问，如果没有为死亡做好准备，那么终点之前的生命阶段可能很艰难。

如果你在毫无准备的情况下面对死亡，个人的事务都还没有得到妥善安排，那么在感情上你一定有很多的纠结。如果你没有说明自己对生命终期医疗护理的选择，而把决定留给别人去做，你很可能会遭受种种肉体上的疼痛和（或）精神上的焦虑与不适。

相反，若你已走过一遍生命终期的计划过程，有过讨论，并做好了计划，完成了生前预嘱或前瞻性的医嘱，确定了丧葬仪式，预付了墓地的费用，厘清了个人的各种事务和人际关系，那么这个过程会使你获得两个非常重要的结果：肉体的安宁和心灵的安宁。在走近生命终点时获得这种安宁应该是你和你的亲朋好友努力的第一目标。生命终期计划可以减轻很多我们必须面对的痛苦和磨难。

生命的终末阶段应该变成一个肉体舒适的时期。在这个阶段中，将逝者和家人应该能够一起满怀感恩，回顾过去的欢乐时光。一代人将逝去，这是新一代人向老一代人学习的时机。若临终计划已经做好，这个机会便不会失去。安宁不仅是将逝者的目标，也是所有周围其他人的目标。

减少患者家人的痛苦

眼看着你过世是家人一个痛苦的体验。通常这些痛苦表现为对你医疗或身体照顾方面的焦虑。如果必须在没有指导的情况下为你做出生命终期的医护决定，家人会思维混乱，并萌生强烈的负罪感。家人也可能因目睹你长时间艰难的死亡过程而发生抑郁。

但是，如果你已经把自己生命终期的医护愿望告诉了家人，为自己做好了丧葬及其他决定，那么家人就没什么可担心和疑虑的。生命终期计划的讨论和决定过程本身就可以直接减少家人的痛苦。亲人去世本身就会引起深深的哀伤，我们为什么还要因为不做计划而在这时候去增添痛苦呢?

我们这些生者现在就应该考虑我们过世时对家人的影响。我们大多会考虑到经济上的影响，所以多数人都会买些人寿保险。小部分人会想到自己丧葬的经济负担，于是会想办法预付这些费用。但是，我们忽略了自己去世带来的一个最重大的影响：如果所有医护决定及遗产分配全都需要孩子们在我们走向死亡的过程当中和死亡之后去安排，那么他们将背负很多累赘和麻烦。让家庭成员内心安宁应该是我们的首要责任。我们可以通过提前做好全面计划、表达自己的愿望、预先做好决定来完成这个重任。

如果你能够花时间做足功课，使家人在你临终时全部要做的事就是陪伴你、与你共度有质量的时光，而不必担心你身后的各种细节，那么家人就比较容易获得内心的安宁。

减少不必要的和已被患者拒绝的医学治疗（节省几百亿美元）

在这一点上，生命终期医护计划引起一些人的争议。如果医生与患者讨论生命终期的医护选择作为一项服务而获得联邦政府在联邦医疗保险计划中的付费，则有些人把它解读成政府为了省钱，让医生去鼓励患者少选择临终阶段的医护服务项目。

然而真相是，当医生坐下来，花时间与患者探讨生命终期可供选择的医护选项时，患者几乎总是在为自己生命的终点选择侵入性小、创伤性小的选项。患者自然的真实倾向是少些干预，少些操作手段，少些药物治疗——包括拒绝心肺复苏（CPR）、插管、人工营养和人工补液——这些自然倾向的结果就是生命终期的医护花费显著减少。目前的现实是，联邦和州政府正在支付大部分人都会拒绝接受的医疗干预费用。会发生这种事情是因为太多人没有预嘱，太多人不知道在生命走近终点时自己是有选择的。

阴谋论者声称政府为了省钱要让大家死掉，而真相是：如果我们预先计划，顺应我们的愿望，使我们得以有尊严而平静地死去，而不必接受我们不想要的医疗手段，那么这种善终的结局还可能同时“拯救”联邦医疗保险和联邦医疗补助系统。这样的双赢有什么错吗?

生命终期计划之美好在于它可以减少每个死亡相关者的痛苦和（或）产生的负面影响，涉及：

- 个人；
- 家庭；
- 国家。

作为我们鼓励全体公民做准备的一部分，我们呼吁美国议会的两党领袖支持并且通过以前提出过的提案，并使之成为法律：医生与患者讨论生命终期医护计划的工作时间应该获得联邦医疗保险的付费。

反对者认为这一提案的原始动机完全是为了给政府省下数百亿美元，这种想法是错误的。

我们鼓励那些反对者来支持我们减少痛苦的原始动机。这个提案的另外一个好处是有助于拯救这个国家的公共医疗系统，防止未来的破产或服务项目锐减。

现在的不作为，不控制联邦和州政府的医疗保健花费，一定会导致未来的“死亡听证会”（death panels）和医护服务的“定量供应”。

我们强烈认为“自我决定”是这个国家立国的基石。我们不想看到任何为自己做医护决定的权利受到限制，或者由政府裁定。为了保证这一点，在医生和患者之间有关生命终期医护选择所做决定的文件上可以包括政府的官方字眼，说明患者是唯一掌控他（她）自己医护决定的人。对于那些认为联邦政府向医生施压，向患者推荐少用医疗资源的人，这些官方字眼应该有助于减少他们的恐惧。

独立宣言上说，这个国家成立的目的是保护和促进“生存权、自由权和追求幸福的权利”。我们认为，哪怕在生命的终点，我们的政府也应当保护和促进“自由权和追求幸福的权利”。

> “我们认为下面这些真理是不言而喻的：人人生而平等，造物主赋予他们不可剥夺的权利，其中包括生存权、自由权和追求幸福的权利。”
>
> 《独立宣言》
>
> 美利坚合众国第二届大陆议会
>
> 1776 年 7 月 4 日

结束语

如果你通读了这本书并且……

接受了你终将死去的现实，

已经与自己和他人和解，

对死亡有了属于你自己的或者个人“灵性”上的看法，

与你的医生讨论过你未来医护的选择和计划，

与你的亲友分享了你的计划，

理解如何让你的愿望在法律上生效——

- 通过生前预嘱或 PSAS 预先做好了决定
- 有 DNR 或 POLST 指令
- 指定医护决定代理人或授权代理人

懂得如何识别和尊重将逝者的愿望，

能够公开讨论死亡这个话题，

……那么，威廉·莎士比亚的话语会在你眼里成真：

“要为自己的死做好准备——生死都将因此而更加甜美。”

——《一报还一报》(*Measure for Measure*)，第三幕第一场

当你的时间到了，你将安然告别。

附　录

关于"请勿复苏"或"允许自然死亡"预嘱

1. **只有你所在的州承认的《请勿复苏》文件在医疗服务场所之外的地方有效。**

   否则，无论你的生前预嘱或其他前瞻性指令文件上怎么说，除非你有填写完整的、州政府承认的《请勿复苏》文件，急救人员都会对你实施心肺复苏，努力把你救活。

2. **在医疗服务场所**，如医院、长期护理机构、临终关怀中心，**医生可以（在病历里）写下一个反映患者愿望或医护决定代理人指令的"请勿复苏"医嘱。**

3. **每个州的《请勿复苏》文件和相关法律都不一样。**

《复苏身份选择》文件样本

（这是一种“请勿复苏”指令，可以在辅助独立生活中心或护理院用作标准文件。）

请在你的选择前打叉（×）：

____**全力抢救**

若选择此项，当住户被发现没有脉搏或呼吸时，机构会马上呼叫机构内急救员工并给 911 打电话叫救护车。胸部按压、机械通气、电击除颤、用药等手段可能被用来恢复住户的呼吸和循环。抽血、静脉输液、被接上生命支持系统等也有可能被采用。

____**不要呼救：请勿复苏（允许自然死亡）**

若选择此项，则允许住户自然死亡，不做心肺复苏。当住户被发现没有脉搏或呼吸时，住户将会受到有尊严、受尊敬的对待，但不会受到任何医学干预。医生或护士可能被请来证实脉搏或呼吸停止。胸部按压、人工通气、电击除颤和其他人工复苏方法都不会被用到。

本人签字：________________　日期：________________

医生签字：________________　日期：________________

目击证人签字：____________　日期：________________

州政府承认的正式《请勿复苏》文件样本

停止抢救！请勿复苏（允许自然死亡发生）

（在本人失能后仍然）持续有效的______州《请勿复苏》指令

患者本人全名：____

日期：____

我，在此签名者，声明我与上述患者有真实的医患关系。我在患者的病历中已经确认：患者或由他（她）指定的医护决定代理人要求，当患者心脏停搏或呼吸停止时，请不要使用或请撤除延长生命的手段和器具。

在这里，我指示任何以及所有的医护人员：自以上填写的日期开始，若发现上述患者心跳或呼吸停止，请不要施用心肺复苏手段（胸部按压、插管、人工通气、心脏除颤及相关操作）。我同时也指示医护人员：向患者提供止痛、改进舒适度所需要的其他医疗干预，如静脉输液、供氧或其他治疗。

患者或医护决定代理人签名：____________________________

医生签名：____

有关生命维持手段的医嘱（POLST）

迄今为止，生命末期医护管理最有用的工具之一就是POLST（Physician Orders for Life Sustaining Treatment）指令。这是一个州政府承认的、可携带的纸质文件，文件记录了为实现走近生命终点者的生命维持愿望所需要的医嘱。这个文件结合了“请勿复苏”指令、其他以前只能在“生前预嘱”中找到的信息，以及患者口头表达过的愿望。它保证了你的愿望会得到实现，因为你的愿望在这个文件里变成了真实的、有你的医生签字的医学指令（医嘱）。

从2004年开始，一个为在全国范围推广POLST模式的特别工作组指导了越来越多的州和社区来开发自己的程序。在写下这些文字时，这个文件的不同版本已经被10个州和一些社区采用，更多的州正在研讨。访问www.polst.org去参考样本文件，查看你所在的州或地区目前的POLST工作进程。如果你所在的地区没有开始有关POLST的研讨，那么去启动一个对话！

* 如果你所在的州没有采用POLST模式或法规，则POLST文件在你的州无效。你的医生可能完全不知晓这个模式。

POLST 通常解决下列问题：

A．心肺复苏的愿望

i．尝试复苏或心肺复苏。

ii．不进行复苏或请勿复苏或允许自然死亡。

B．要求的医护干预水平

i．全力抢救。

ii．有限的治疗性干预。

iii．仅限促进舒适程度的干预。

C．人工给予的液体和营养

i．长期胃肠管饲营养和静脉补液。

ii．有期限的管饲营养和静脉补液。

iii．拒绝管饲、静脉输液。

D．使用抗生素的选择

i．积极治疗。

ii．非创伤性（静脉或肌内注射）使用抗生素。

iii．除非为了促进舒适，谢绝抗生素治疗。

这个表格通常由患者本人或医护决定代理人根据患者本人愿望做出选择并签字，同时医疗服务提供者也需签字。

菲耶罗的4个“R”：为医护决定代理人设计的工具

你作为一名被授权的医护决定代理人，不必自己一个人做出决定。让（你的亲人）按照下面的步骤为自己做出决定。

1. 深入思考

回忆并想象（你的亲人）在还能为自己做决定时的模样。

____

____

2. 重建他 / 她的偏好

回答下列问题：他 / 她最喜欢什么？他 / 她最喜欢的颜色是什么？他 / 她有哪些爱好？他 / 她最喜欢的食物是什么？

他 / 她最不喜欢什么？

____

____

3. 重建他 / 她的价值系统

仔细思考：他 / 她是谁，他 / 她的看法或主张，以及他 / 她的信仰。

他 / 她的价值观是什么？他 / 她会选择怎样生活？

____

____

4．回顾摆在面前的医护选择并做出决定

现在想象（你的亲人）站在你身边，看着躺在病床上的自己，听到了医生的诊断和所有可供选择的选项。他 / 她会希望我们下一步做什么？或者他 / 她不希望我们做什么？

____

____

个人自我评估量表（PSAS）

						个人选择			
PSAS 水平	活动范围	运动水平	生活自理程度	摄入水平	意识水平	DNR	NO AN	NO IVH	OTHER
100%	完整	正常活动和工作 无疾病状况	完全	正常	清醒				
90%	完整	正常活动和工作 有疾病状况	完全	正常	清醒				
80%	完整	正常活动和工作时 感觉疲劳 有疾病状况	完全	正常或减少	清醒				
70%	缩小	不能正常活动和工作 明显疾病症状	完全	正常或减少	清醒				
60%	缩小	不能继续业余爱好或家务劳动 明显疾病症状	有时需要帮助	正常或减少	清醒或糊涂				
50%	大部分时间为坐卧位	不能进行任何劳作 重症疾病	需要较多帮助	正常或减少	清醒或嗜睡或糊涂				
40%	大部分时间卧床	不能进行大部分活动 重症疾病	大部分需要帮助	正常或减少	清醒或嗜睡 +/– 糊涂				
30%	完全卧床	不能进行任何活动 重症疾病	完全需要帮助	减少	清醒或嗜睡 +/- 糊涂				
20%	完全卧床	不能进行任何活动 重症疾病	完全需要帮助	小口少量饮水	清醒或嗜睡 +/- 糊涂				
10%	完全卧床	不能进行任何活动 重症疾病	完全需要帮助	只进行口腔护理	嗜睡或昏迷				
0%	死亡								

说明：

A）从左向右读懂每个 PSAS 水平的表现。
B）读懂 PSAS 的各个水平之后，再去读右侧的个人选择表格。
C）每一列个人选择代表你可以提前选择在某个 PSAS 水平时激活的选项。
DNR = 不要复苏（不要心肺复苏，不要电击，不要气管切开）
NO AN = 不要人工营养（例如胃肠管饲）
NO IVH = 不要通过静脉人工补液
OTHER = 你选择接受或拒绝的其他任何医学手段（例如输血、肾透析、和缓医疗之外的住院治疗等），详细内容要写在下面的空白处。
D）对于每一个可供选择的医疗手段，在你选择的 PSAS 水平那一行打叉（例如在 PSAS 水平为 30% 时拒绝复苏，则在 PSAS 30% 对应行的 DNR 列打叉）。
E）签名并写上日期。一份放进你的生前预嘱，一份给你的医护决定代理人，一份给你的医生，还可以分发给你认为应该知道你的选择的每一位亲友。每次去见任何医生时都记得带上一份。记住，在任何时候你都可以在表格上写明“无效”，撕毁旧表格，重新填写、更新表格上的选择。记着将新版决定表格给医护决定代理人、医生、家人和友人，以取代旧表格。

*** 你必须在意识完全清醒时为自己做决定。**

在此处写下你的其他选择

签名：________________ 日期：________________

见证者 / 公证人：________________ 日期：________________

（强力推荐每 6 个月或者在每一次身体情况有重大改变之后，重审一次自己表格的内容，这样才能保证个人的选择与当时的状况相符。当需要改变或更新时，填写一张新的空白表格，写上新的日期，销毁旧表格。）

需要新的 PSAS 表格时，请访问我们的网站 OKtoDie.com，在“资源”页面上点击“PSAS Form”。

专业词汇

急诊室和急诊科：这两个词在这本书里互换使用。民间几乎总是把急诊科称为急诊室，把在那里工作的医生称为急诊室医生。但在医学文献中，这个医学分支总是被称为急诊科，在这里工作的医生称为急诊科医生。

全力抢救或请勿复苏：这里用来形容可供人们选择的急救干预水平。当被人发现没有脉搏或者没有呼吸、对外界没有反应时，任何没有正式《请勿复苏》文件的人都被认为应进行全力抢救。

◎ **全力抢救**：表示本人或其医护决定代理人，要求采取所有可能使用的复苏手段来维持生命，或者把患者从死亡状态带回生命状态，包括呼吸道插管、药物治疗、胸部按压和电击除颤。

患者可能会被运到本地医院的急诊科，在急诊科可能抽血，可能进行静脉输液等使患者复苏的治疗。若治疗成功，患者可能被留在医院，由生命支持系统人工维持生命。

◎ **请勿复苏（DNR）**：意思是本人或指定的医护决定代理人要求自然死亡。不要做任何努力使患者由人工维持生命，或者不要采用呼吸道插管、胸部按压或电击除颤使患者从死亡状态复苏。

请勿插管（DNI）：是一种医嘱，表示无论在任何情况下，都不可以为患者进行呼吸道插管，无论是经由咽喉还是经由在颈部前方手术切开的口子。这是医生写下的、反映了患者或医护决定代理人愿望的医嘱。如果没有其他声明，"请勿插管"通常是"请勿复苏"指令的一部分。

医护决定代理人：特指由患者为自己选择的，并在法律上给予授权的，当患者本人失能时为其做医护决定的代理人。这个人应当在一份名为《持续有效的医护决定代理书》的州政府文件中得到认定。如果患者失能之前没有走过代理人认定程序，则血缘最近的亲属就成为默认的医护决定代理人。如果找不到任何家庭成员，法庭会指定一个人为失能者做决定。医护决定代理人做出的决定应该与患者本人为自己做出的决定尽量一致。决定不能基于代理人想要患者如何决定。这本书里展示的菲耶罗的 4 个"R"是一个可以在这个决策过程中帮助代理人为患者做抉择的工具。参见附录或通过访问网站 OKtoDie.com 来下载这个工具。

和缓医疗疗效评估量表（PPS 或 PPSv2）：这是一个医学上的功能测量表，一个快捷的交流工具，一个可以用来估计预后的工具。然而，这个表格的使用仅限于已经进入和缓医疗程序的患者，他们正处于进展迅速的疾病晚期，这些患者与那些正在完成自己的《个人自我评估量表》（PSAS）的人群完全不同。完成 PSAS 的人可能有早期或慢性疾病，正想做好自己的生前预嘱，但没有接受和缓医疗。因此，PSAS 可以用于讨论功能水平、未来的治疗愿望，以及可供选择的选项，而 PPSv2 中有关预后的表述在 PSAS 讨论中完全没有应用价值。

关于作者

莫妮卡·威廉斯，医学博士，急诊科医生，在美国最大的急诊中心之一行医。为将逝者减轻痛苦以及为现代美国人减少对生命终期的恐惧是驱使她编写这本书的动力，也是她与人合作，为生命终期的选择制作助力工具的动力。这两个助力工具分别是用于做出前瞻性医护决定的《个人自我评估量表》(PSAS)，以及给医护决定代理人用的《菲耶罗的4个“R”》。

克里斯蒂安·墨菲在政府工作，背景是公共关系，是一名倡导者。他曾是一名民选的加利福尼亚州埃斯孔迪多市议会议员。在多年倾听莫妮卡分享自己的体验之后，他建议莫妮卡写一本书，将困扰生命末期的一系列紧迫问题告知公众。他用自己简单的口语写下本书内他的章节，倡导公众和民选代表开始行动，来达到“三个‘R’”的目标：减少患者的痛苦，减少家庭的痛苦，减少不必要的和患者不想要的医护治疗的开支。除了贡献了这本书的主题、书名以及数个章节之外，克里斯蒂安还专注于开发网站 OKtoDie.com。

献词和致谢

这本书献给我们去世的父母和祖父母们，他们的生命和影响是这本书存在的原因。

布隆迪·西尔（1919—1994），莫妮卡的外祖母，死于心肌梗死。她曾把她成年的孩子们都召到病房床边，在给每一个孩子她的祝福和嘱托之后，她说：“走过来，陪着我。”然后，她的头向后躺下，永远地离开。

斯坦·查德威克（1927—2004），莫妮卡知道的唯一的祖父。他给莫妮卡的建议是：“无论如何，你要受教育。”

弗朗西丝·威廉斯·查德威克（1925—2011），莫妮卡的祖母，在莫妮卡写这本书期间去世。她去世的经历见书中第十九章。她用语言和行动教给莫妮卡“安然告别”。

埃斯蒂斯·墨菲（1911—2000），克里斯蒂安的父亲。从他最后 13 个月的生命里，我们学习到有些手术最好不做。这次经历使克里斯蒂安开始调查丧葬费用的细节，找到更好、更便宜的选择。

卡琳·墨菲（1919—2008），克里斯蒂安的母亲。在我们认识到那些“生活没有质量则一定不要做的事情”后，是她真正让这个决定付诸实施。她教给克里斯蒂安，做自己认为正确的事情时，永远不要退缩。

莫妮卡特别感谢自己的父母：

彼得·威廉斯，感谢你永远信任我，为我上医学院交学费。

多特·威廉斯，感谢你教给我常识，并赋予我从事公益服务的热情。

比尔·戴维斯，感谢你用行动教我不懈努力，保持恒心。

向克里斯蒂安的妹妹莉萨·墨菲致以特别的感谢，感谢她帮助收集背景资料，送给我们相关的书和文章。这些资料使第十八章“留给后人的遗风”包括了“尊严治疗”的内容。

我们还要向以下诸位表达我们由衷的感谢：

我们 MKN 有限责任公司的管理合伙人尼尔·怀特利-罗斯，他在我们写书以及网站建立和开发的过程中一直给予我们热情的引导、耐心和支持。

Earnware 的罗伯特·格林斯坦，感谢他给予的精准洞见和信息反馈。

迈克尔·阿申巴赫，凭借他对英语的驾驭能力，使我们的话得以转化成第 1 版的草稿，让读者有流畅的阅读体验。

勒妮·金特里·冯伯根，她为本书的终稿进行了最后的修订。我们以为一切都做完了，她又来把书稿润色到完美。

珍妮弗·希克，感谢她为本书进行的版面设计，以及她对作者们的耐心。

EBSI 网站的肖恩·雷科德，感谢他协助进行书的封面设计，以及为开发和设计 OKtoDie.com 网站做出的贡献。

戴蒙·菲耶罗医生，感谢他允许莫妮卡将他在急诊室帮助患者成功度过生命终末期的模式提炼为“菲耶罗的 4 个‘R’”。

迈克尔·唐宁医生，感谢他与我们合作，创建《个人自我评估量表》。同时感谢维多利亚临终关怀协会，允许我们以《和缓医疗疗效评估量表》为蓝本，开发出《个人自我评估量表》（PSAS）。

我们非常感谢德博拉·沙特尔沃思和萨拉·沙特尔沃思，感谢她们与我们和世界分享她们“妈妈”的故事。

丹尼尔和卡罗·英格拉姆医生、柯克·霍尔德桑贝克医生、谢里·斯奎尔斯医生、卡里萨·莱曼、艾琳·詹金斯和她的母亲、林恩·拉斯西特、辛西娅·惠滕、蒂娜·西蒙、玛丽·斯塔基、谢拉·伯森、多特·威廉斯、威廉·麦克克拉尼、黛安·坎贝尔，以及整个“赫夫斯塔特勒帮”（罗德、杰里、安、布莱克、克里和莎伦），感谢他们在修改过程中提出的意见和给予的反馈。

邦尼·罗伯茨，感谢她在急诊室与我分享她的死亡过程体验。

莫妮卡所在医院的全体员工、医生同事以及管理人员，尤其是特蕾西·道蒂，感谢他们的支持。

感谢所有为这本书提供了灵感的患者和他们的家人。无论他们在急诊室里是否获得良好的生命末期体验，莫妮卡都从他们每一个人身上学习了很多东西。莫妮卡把这本书献给他们，我们每个人都可以从他们的体验中学习并成长。

最后，也是最深的感谢献给我们的孩子们——麦迪逊、埃默里和吉利恩。她们牺牲了课外活动和家庭共享的时光，让爸爸妈妈写完这本书。她们是未来的一代，我们希望她们能够继承一个经过自我审视和改善的更完美的医疗保健系统。

尾 注

[1]Elisabeth Kubler-Ross, MD, Foreword by Caroline Myss. (2008). *On Life After Death*. Berkeley, CA: Celestial Arts.

[2]Kahlil Gibran. (1971). *The Prophet*. Random House Digital.

[3]Institute of Medicine. (1997). *Approaching Death: Improving Care at the End of Life*. Washington, DC: National Academy Press.

[4]Jatoi A, Kumar S, Sloan JA, Nguyen P. (2003). On Appetite and Its Loss. *Journal of Clinical Oncology*, 21, 79-81, (supp 9).

[5]Casarett DC, Kapo J, Caplan A. (2005). Appropriate Use of Artificial Nutrition and Hydration-Fundamental Principles and Recommendations. *The New England Journal of Medicine*. 353, 2607-2612.

[6]Grant M, Rudberg M, Brody J. (1998). Gastrostomy placement and mortality among hospitalized Medicare beneficiaries. *The Journal of the American Medical Association*. 279, 1973-1976.

[7](2011) Should Late Stage Dementia Patients Receive Feeding Tubes Near the End of Life? *Annals of Long-Term Care: Clinical Care and Aging*. 19 (5):11.

[8]Casarett DC, Kapo J, Caplan A. (2005). Appropriate Use of Artificial Nutrition and Hydration-Fundamental Principles and Recommendations. *The New England Journal of Medicine*. 353, 2607-2612.

[9](2011) Should Late Stage Dementia Patients Receive Feeding Tubes Near the End of Life? *Annals of Long-Term Care: Clinical Care and Aging.* 19 (5):11.

[10]Shockable Cardiac Arrests are more common in public than at home. *National Institutes of Health News,* Jan 26, 2011. http://www.nih.gov/news/health/jan2011/nhlbi-26.htm

[11]Young, Brian. (2009). Neurologic Prognosis after Cardiac Arrest. *The New England Journal of Medicine.* 361,605-611.

[12]Lois White (2004). *Foundations of Nursing.* Delmar Cengage Learning.

[13]Kehl, K.(2006). Moving Toward Peace: An Analysis of the Concept of a Good Death. *American Journal of Hospice and Palliative Care.* 23, 277-286.

[14]Temel J, Greer J, Muzikansky A, Gallagher E, Admane S, Jackson V, Dahlin C, Blinderman C, Jacobsen J. (2010). Early Palliative Care for Patients with Metastatic Non-Small-Cell Lung Cancer. *The New England Journal of Medicine.* 363, 733-742.

[15]Dartmouth Institute for Health Policy and Clinical Practice, November, 16, 2010. Nearly One Third of Medicare Patients with Advanced Cancer Die in Hospitals and ICUs; About Half Get Hospice Care. [Press Release]. Retrieved from http://www.dartmouthatlas.org/downloads/press/Cancer_report_release_111610.pdf

[16]Scheinhorn D, Stearn-Hassenpflug M. (1998) Provision of Long-Term Mechanical Ventilation. Critical Care Clinics. 14 (4), 819-832.

[17]*The Holy Bible,* King James Version.

[18]The Holy Qur'an, (2000) translated by Yusuf Ali.10:4, Wordsworth Editions Limited: Great Britain.

[19]*The Bhagavad Gita.* (1962) translated by Juan Mascaró, 2:30 Penguin Books: New York.

[20]Sogyal Rinpoche. (2002), *The Tibetan Book of Living and Dying.* HarperCollins: New York.

[21]*Reflections on the Life of the Spirit of Baha'u'llah,* a workbook, published by the Ruhi Institute. http://www.bahai.org/features/institutes/ruhi/ruhi_life_death

[22]*The Chuang Tzu.* translated from the Chinese by Herbert A. Giles. First edition, 1889; second edition, 1923.

[23]Byock, Ira. (2004). *Four Things That Matter Most.* Free Press: New York.

[24]Chochinov HM, Hack T, Hassard T, Kristjanson L, McClement S, Harlos M. (2005). Dignity Therapy: A Novel Psychotherapeutic Intervention for Patients Near the End of Life. *Journal of Clinical Oncology.* 23 (24), 5520-5525.

[25]Chow, Czarny, Hughes, Carresse. (2010). CURVES: a mnemonic for determining medical decision-making capacity and providing emergency treatment in the acute setting. *Chest.* 137 (2), 421-427.

[26]Wendler D. and Rid A. (2011) Systematic Review: The Effect on Surrogates of Making Treatment Decisions for Others. *Annals of Internal Medicine,* 154 (5), 336-346.

[27]Palliative Performance Scale, PPS Version 2 http://web.his.uvic.ca/Research/NET/tools/PrognosticTools/PalliativePerformanceScale/PPSInstrument.php

[28]Berger E. (2008) The Graying of America: The impact of aging baby boomers on emergency departments. *Annals of Emergency Medicine,* 51 (3). 288-290.

[29]Emergency Department Utilization Report 2009, Florida Center for Health Information and Policy Analysis, Agency for Health Care Administration.

[30]Palliative Performance Scale, PPS Version 2 http://web.his.uvic.ca/Research/NET/tools/PrognosticTools/PalliativePerformanceScale/PPSInstrument.php

[31]Chow, Czarny, Hughes, Carresse. (2010). CURVES: a mnemonic for determining medical decision-making capacity and providing emergency treatment in the acute setting. *Chest.* 137 (2), 421-427.

[32]American Medical Association: Statement on End-of-Life Care. http://www.ama-assn.org/ama/pub/physician-resources/medical-ethics/about-ethics-group/ethics-resource-center/end-of-life-care/ama-statement-end-of-life-care.page

[33]The Gallup Organization: Knowledge and Attitudes Related to Hospice Care. Princeton, NJ: Gallup Organization: September 1996.

[34]Emanuel L, von Gunten C, Ferris F. (2000) Gaps in End-of-life Care, *Archives of Family Medicine.* 9. 1176-80.

[35]Field M. (2009). How People Die in the United States. In Werth, J. and Blevins, D. (Eds.), Decision Making Near the End of Life, Routledge/Taylor & Francis Group.

[36]Taylor D, Ostermann J, van Houtven C, Tulsky J, Steinhauser K. (2007). What length of hospice use maximizes reduction in medical expenditures near death in the US Medicare program? *Social Science and Medicine*. 65(7),1466-78. Epub 2007 Jun27.

[37]Emanuel L, von Gunten C, Ferris F. (2000) Gaps in End-of-Life Care, *Archives of Family Medicine*. 9. 1176-80.

[38]Emanuel L, von Gunten C, Ferris F. (2000) Gaps in End-of-Life Care, *Archives in Family Medicine*. 9. 1176-80.